鹊说

——日常生活与中医药

QUESHUO

RICHANGSHENGHUO YU ZHONGYIYAO

主编 姜南/袁伶/王金凤

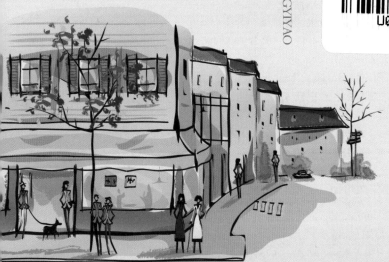

山东科学技术出版社

·济南·

图书在版编目（CIP）数据

鹊说：日常生活与中医药 / 姜南，袁伶，王金凤主编. -- 济南：山东科学技术出版社，2025. 1.
ISBN 978-7-5723-1875-7

Ⅰ. R2-05

中国国家版本馆 CIP 数据核字第 2024VK6725 号

鹊说——日常生活与中医药
QUESHUO——RICHANG SHENGHUO YU ZHONGYIYAO

责任编辑：孙雅臻

主管单位：山东出版传媒股份有限公司
出 版 者：山东科学技术出版社
　　　　　地址：济南市市中区舜耕路 517 号
　　　　　邮编：250003　电话：（0531）82098088
　　　　　网址：www.lkj.com.cn
　　　　　电子邮件：sdkj@sdcbcm.com
发 行 者：山东科学技术出版社
　　　　　地址：济南市市中区舜耕路 517 号
　　　　　邮编：250003　电话：（0531）82098067
印 刷 者：济南龙玺印刷有限公司
　　　　　地址：济南市历城区桑园路 16 号
　　　　　邮编：250100　电话：（0531）86027518

规格：16 开（170 mm×240 mm）
印张：14.75　　字数：146 千
版次：2025 年 1 月第 1 版　　印次：2025 年 1 月第 1 次印刷
定价：58.00 元

《鹊说——日常生活与中医药》
编委会

主　任：万书臻

副主任：梁开诚　吴长远

委　员：陈高潮　周　戈　李国锋　高利晓　于　栋
　　　　马菲菲　王　玉　娄戎戎　崔国军　张文静
　　　　吕　奕

顾　问：丁兆平　田财军

主　编：姜　南　袁　伶　王金凤

副主编：魏　颖　孙竹青　李田甜　王红民　刘红娟
　　　　陈堇晓

编　委：夏　迪　梁同垚　姚建萍　丛金芝　韩　菲
　　　　王露莎　孙良平　梁学振　孙　栗　杜厚平
　　　　商雷涛　孙　杰

前　言

中医药学包含着中华民族几千年的健康养生理念及其实践经验，凝聚着中国人民和中华民族的博大智慧。

党的十八大以来，习近平总书记高度重视中医药传承创新发展，在多个重要场合对中医药作出重要论述，强调"中医药学是中国古代科学的瑰宝，也是打开中华文明宝库的钥匙""中医药是中华民族的瑰宝，一定要保护好、发掘好、发展好、传承好"。

党的二十届三中全会明确要求，完善中医药传承创新发展机制。深入发掘中医药宝库中的精华，推动中医药在传承创新中高质量发展，让这一瑰宝不断焕发新光彩，为增进人民健康福祉作出新贡献，成为广大卫生健康工作者特别是广大中医药工作者的共同责任。

近年来，为深入学习贯彻习近平文化思想和习近平总书记关于中医药工作的重要论述，全面落实习近平总书记视察山东重要讲话精神，充分展现中医药在中华文化传承发展中的代表意义和传导功能，山东省大力推进中医药文化科普宣传，深入实施中医药文化弘扬传承工程，持续擦亮"儒医文化、扁鹊故里、针砭发源地"齐鲁中医药文化"三张名片"，扎实推进国家中医药综合改革示范区建设，大力构建中医药文化高地，全省中医药事业实现高质量发展。

作为山东省中医药文化弘扬传承工程的重要组成部分，2022年，山东省卫生健康委员会（山东省中医药管理局）启动实施了中医药文化科普知识传播项目，并创立了富有山东特色的"鹊说"品牌。

三年多来，山东省卫生健康宣传教育中心（山东省中医药推广交流中心）作为该项目实施方，积极组织省级中医权威专家撰写科普文章，并将其制作成通俗易懂的中医药文化科普作品，通过各大媒体平台向社会公众推送，取得了良好的社会效果。2023年，我们组织专家对已播出的系列作品进行整理、提炼、提升，汇编出版了《鹊说中医——中医药知识伴你行》，受到社会公众普遍欢迎和好评。

为进一步满足社会公众对中医药知识的迫切需求，充分发挥全省中医药文化科普巡讲专家库作用，我们组织各级中医专家撰写系列科普文章，今年又汇编了《鹊说——日常生活与中医药》。

本书内容分为五个部分：中医养生保健、生活中常用的中医特色疗法、常见病的中医药防治、我们身边的特色中药、齐鲁医学文化，重点围绕社会公众日常衣食起居进行中医药文化知识普及。该书既具有科学性、专业性和权威性，也具有趣味性、生活性和可操作性，适合不同年龄段、不同文化程度的人群阅读。

当今，中医药文化受到越来越多社会公众的认可、喜爱和推崇。希望该书能够成为社会公众了解中医、使用中医、热爱中医的良师益友。需要特别提醒的是，书中所述为公共中医药知识，不作为个体诊疗的依据，建议广大读者使用本书相关方法时要充分听取正规医疗机构中具有资质的中医师的建议，避免因为使用不当影响健康。

因时间仓促，书中恐有不当之处，欢迎读者勘误、指正。

编　者

2024 年 11 月

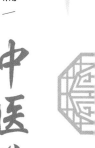

第一篇

中医养生保健

抵抗力从哪里来，如何提高抵抗力

何为抵抗力？抵抗力从哪里来呢？如何提高抵抗力？中医学用朴素的语言给出了这些问题的答案。《类经》中说："人之有生，全赖此气。"人的抵抗力就是人的正气，正气代表了人体防御、抵抗病邪的能力，可谓"正气存内，邪不可干"，"邪之所凑，其气必虚"。正气即为人体的抵抗力。对于如何提高抵抗力，中医亦有自己的小妙招。

一、防寒保暖——抵抗力的"金钟罩"

人体的抵抗力就是人体的正气，正气能防止外邪侵袭我们的身体，同时也能祛除体内的病邪。避寒冷，求温暖，能减少

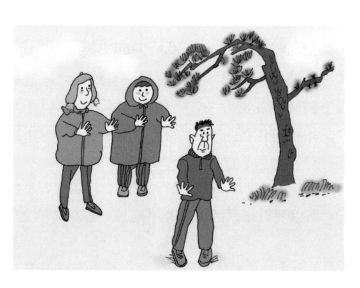

皮肤开泄后正气的损失，不给病邪入侵人体的机会。

二、脾胃——抵抗力的"大本营"

脾胃的运化功能正常，五脏六腑的正循环才能建立起来。脾胃不和，百病丛生。脾在志为思，过度地忧虑、过度地思考问题容易引起脾虚；饮食不规律、暴饮暴食等会损伤胃气；肝火旺、易怒，会制约脾胃的功能。这些不良行为，都会影响脾胃功能，进而降低身体抵抗力。

三、导引按跷等传统运动——抵抗力的"顶梁柱"

导引按跷是中国传统医学的重要组成部分，至今已经有几千年的历史。《黄帝内经》明确指出导引按跷与针、灸、砭石、药并重，属于中医五大治疗体系之一，并且是五大治疗体系中唯一一种不借助外力，靠自身形与神的调整而达到自康复能力优化的中医运动方式。

导引疗法，能调动、提高、激发人体自身免疫调节能力，以达到"正气存内，邪不可干"的状态，具有药物无法替代的功效。导引不是完全陌生的新事物，在社区、广场看到的八段锦、五禽戏等都属于导引的范畴。

四、良好的心理素质——抵抗力的"强心剂"

《黄帝内经》中提出"恬淡虚无，真气从之，精神内守，病安从来"的精神养生方法。生活中保持心情愉悦恬淡，调节好情绪，是增强身体抵抗力的关键。恐伤肾，思虑伤脾，肾是先天之本，脾胃为后天之本，肾气不足、脾胃功能不好，对五脏六腑的支持能力就会下降，抵抗力下降，身体就容易掉链子，容易生病。所以我们要做的就是放平心态，心存浩然之气。

供稿人：山东中医药大学附属医院　袁林　姜佳慧　毕鸿雁

冬季雨雪至，老年人出行有哪些注意事项

冬季雨雪至，雪景虽美，却给人们的出行带来诸多不便，尤其对于老年人，轻则摔跤受伤，重则因交通事故而危及生命。那么，老年人应该如何注意出行安全，防止雪天出行受伤呢？

一、减少出行，减少室外活动

中医讲"春生、夏长、秋收、冬藏"。《黄帝内经》讲："冬

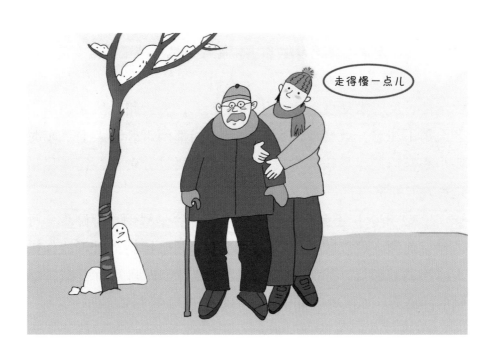

走得慢一点儿

三月，此谓闭藏。水冰地坼，无扰乎阳，早卧晚起，必待日光，使志若伏若匿，若有私意，若已有得，去寒就温，无泄皮肤，使气亟夺，此冬气之应，养藏之道也。逆之则伤肾，春为痿厥，奉生者少。"对于70岁以上、行动不便、视力不好的老人，建议尽量减少出门，这样既能减少滑倒、摔伤的概率，也符合冬季养生之道。

二、做好防护，出门谨慎小心

老人在雨雪天出行容易出现危险，尤其是摔伤，是很普遍的现象，主要受伤部位是腕关节、髋关节周围组织，此外还可能有关节本身的拉伤、骨折，严重者还包括腰椎、脊椎受到意外压迫造成的骨折。因此，老人出门必须做好充分的准备。

（1）出行前穿保暖的衣服和防滑的鞋子。阴天或者夜间出行尽量佩戴亮色的围巾或穿带有反光条的衣服，使驾车人能够看到。穿戴切勿遮住眼睛和耳朵，避免发生危险。对于健康状况较差的老人，出门的时候尽量不要手提不必要的东西，也不要将手插在兜里，腾出双手和手臂能更好地维持平衡。

（2）尽量不要单独出行。老人由于年龄大，在身体平衡性、稳定性、反应敏捷度等方面不如年轻人，雪天路一般又很滑，老人稍不注意，就会摔倒而且起来可能都困难。老人上下车时要小心谨慎，尽量扶着车门和扶手，不要过分贪快，还要尽量避免人群拥挤。

（3）雪天，不要跨步太大，那样很容易滑倒。走碎步，身体保持前倾，可以减少滑倒的可能性；如果摔倒，尽可能保护人体脆弱的部位，如头、颈、腰背。要摔倒时可用手臂减缓摔倒的冲击力。如果向后仰倒，要内收下巴以免头部受伤。

三、慢性腰腿痛患者要注意保健

冬季天气冷，除了要注意出行安全，还要注意在阴雨天或者下雪天，有部分患者的"老寒腰""老寒腿"也会发作。所谓"老寒腰"，多指腰部寒冷，中医认为是感受了外寒之邪，导致肾阳亏虚，而引起的腰部寒冷，是一种肾阳虚的表现。而"老寒腿"，主要是由膝关节的生理退化和慢性积累性关节磨损导致的膝关节炎。这两者都是冬季多发病。冬季保养要注意以下几个方面。

1. 保暖是重中之重

秋裤、护膝、护腰——对于慢性腰腿痛的患者是必不可少的"冬季三件套"。天气寒冷时如果不注重保暖，经年累月，可能会造成腰腿痛、坐骨神经痛、膝关节酸痛等病症。随着气温降低，秋裤应适当增厚。

2. 减少关节负荷

对于老年人来说，腰椎与膝关节的退行性变常常不能避免，因此要注意日常的保养，避免长时间行走、下蹲及上下楼梯；尽量保持理想体重，避免因超重导致关节压力过大；在腰部疼痛严重时可以佩戴护腰，膝关节疼痛较剧烈时可使用拐杖、助行器等，并减少活动。

3. 合理锻炼及物理治疗

在日常疼痛较轻的缓解期，慢性腰腿痛患者可以采取"小燕飞""倒蹬自行车"等锻炼方式，增强腰背部及腿部肌肉力量，促进血液流通，增强关节的稳定性；也可以采取热敷、针灸、按摩等物理疗法。

当然，对于疼痛难以忍受，休息不能缓解的患者，要尽早到医院就医，防止病情进一步加重。

山东中医药大学附属医院　李刚

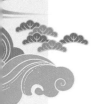

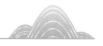

关于排痰，您做正确了吗

一、痰液的产生与健康意义

痰液是人体呼吸道黏膜分泌的黏液，通常呈白色或无色。痰液对于人体起到保护呼吸道、抵御病原体侵袭的作用。当呼吸道受到刺激，例如感染、吸烟、空气污染等，痰液的分泌量会增加，帮助人体排出病原体和有害物质。因此，保持痰液排出通畅对维护呼吸系统健康具有重要意义。

二、痰液异常现象

1. 颜色

正常的痰液颜色为白色或无色。如果痰液出现黄色、绿色、红色等异常颜色，表示可能存在感染或其他疾病。

2. 气味

正常的痰液通常是无味的。若痰液出现恶臭、腥味等异常气味，提示可能存在口腔或呼吸道疾病。

3. 质地

正常的痰液质地稀薄，容易排出。如果痰液变得黏稠、不易排出，可能是由于水分不足或感染所致。

三、排痰方法与技巧

1. 正确姿势

采取正确的姿势有助于痰液的排出。如图中所示，这就是能促进肺部清洁的肺康复的体位。患者需要每半小时到 1 小时进行一次翻身，每个引流体位需要坚持 10~20 分钟，每天训练 1~2 次即可，在清晨或者入睡前操作最佳。

2. 叩击手法

操作者手掌五指稍屈，握成空拳状，以手腕的力量迅速而规律地叩击患者背部，叩击时发出空而深的"啪、啪"声响，则表明手法正确，力度以不引起患者疼痛为宜，一边拍背一边鼓励患者咯出痰液。

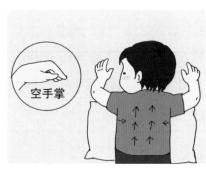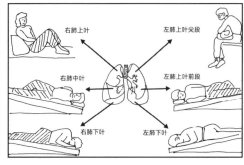

3. 叩击顺序

叩背排痰方向要由下至上，由外至内，频率为每分钟 120~180 次，每天 2~3 次，每个部位 5~10 分钟，耐受后可延长。如有数个部位，则总时间不超过 45 分钟，以免疲劳。如果频率太慢，对于排痰是没有效果的。拍背时要避开心脏、脊柱等部位，拍背过程中要观察患者的面色、呼吸等，并注意保暖，若症状不见缓解，应嘱患者及时前往医院就诊。

4. 时机选择

（1）建议餐后 2 小时或餐前 30 分钟操作为宜。

（2）雾化吸入后进行体位引流效果更好。

5. 有效咳嗽

掌握有效咳嗽的技巧，例如深呼吸后突然憋气，然后用力咳嗽，以排出痰液。或按压环状软骨和胸骨上端交界处刺激患者咳嗽，以利于痰液排出。

四、中医中药排痰

化痰是中医一种重要的治疗方法，主要针对体内痰浊进行化解、消除或减少。在中医理论中，痰是一种病理产物，由体内水湿运化失常，瘀滞不行，凝聚而成。痰浊在体内滞留会影响气血运行，导致多种疾病的发生。痰浊的临床表现多样，主要包括咳嗽、咯痰、胸闷、气喘等症状。痰浊滞留于肺，会影响肺气的宣发和肃降，导致咳嗽、咯痰。痰浊阻遏胸中气机，会出现胸闷、气喘等症状。因此，化痰在治疗过程中具有重要意义。

1. 常用中药

根据患者体质和病情，选用具有化痰、祛湿、清热等功效的中药材，如桔梗、杏仁、半夏等。通过煎煮或口服中药，可有效促进痰液排出。

（1）桔梗：具有宣肺祛痰、止咳排脓的功效，常用于治疗咳嗽痰多、咽喉肿痛等症状。

（2）杏仁：具有止咳平喘、润肠通便的作用，对于咳嗽、哮喘等症状有良好疗效。

（3）半夏：具有燥湿化痰、降逆止呕的功效，常用于治疗痰湿咳嗽、胃脘不适等症状。

2. 常用方剂

针对不同类型的痰浊，中医有不同的中药方剂进行治疗。

以下列举一些常见的中药方剂及其作用。

（1）二陈汤：由半夏、陈皮、茯苓、甘草等组成，具有燥湿化痰、理气和中之功效，常用于治疗湿痰证。

（2）贝母瓜蒌散：由贝母、瓜蒌、橘红、茯苓等组成，具有润肺化痰、理气止咳之功效，常用于治疗燥痰证。

（3）苓甘五味姜辛汤：由茯苓、甘草、五味子、干姜、细辛等组成，具有温肺化饮之功效，常用于治疗寒饮证。

在实际治疗过程中，医生会根据患者的具体情况，选择合适的中药方剂进行治疗。同时，也会根据患者的体质和病情变化，灵活调整方剂的组成和剂量。**以上中药、方剂个人切勿盲目购买服用。**

3. 针灸治疗

针灸治疗是一种有效的化痰方法。根据不同的证型，可以选择不同的穴位。

（1）对于寒痰，可以选择天突穴、大椎穴、膻中穴进行针灸，可以起到宽胸理气、降痰宣肺、通利气道等功效。

（2）对于热痰，可以选择神阙穴、肺俞穴进行针灸，可以起到培元固本、回阳救脱、和胃理肠等功效。

（3）对于风痰内扰，可以选择风池穴、太溪穴、丰隆穴、支正穴进行针灸，可以起到壮阳益气、滋阴益肾、健运中土、清化痰湿等功效。

在进行针灸治疗时，需要由专业的中医医师进行操作，以避免出现意外情况。患者还需要注意饮食调整、运动锻炼等方面，以增强身体素质和免疫力。

五、生活建议

（1）戒烟限酒。戒烟是预防呼吸道疾病最重要的措施之一。

同时，应避免过量饮酒，以免对呼吸道造成刺激和损伤，加剧痰液产生。

（2）预防感冒。感冒是导致呼吸道疾病的主要因素之一。

（3）增加水果和蔬菜摄入量。富含维生素和矿物质的水果和蔬菜有助于人体保持呼吸道健康，减少痰液的产生。

（4）控制糖分摄入。高糖饮食可能导致痰液黏稠，因此应控制糖分摄入。

（5）适当增加蛋白质摄入。蛋白质是构成免疫系统的重要成分，有助于修复呼吸道黏膜，促进痰液排出。

（6）避免摄入辛辣、油腻等刺激性食物，以免加重呼吸道负担。

（7）适度运动。适量的有氧运动可以增强心肺功能，提高呼吸道抵抗力，促进痰液排出。

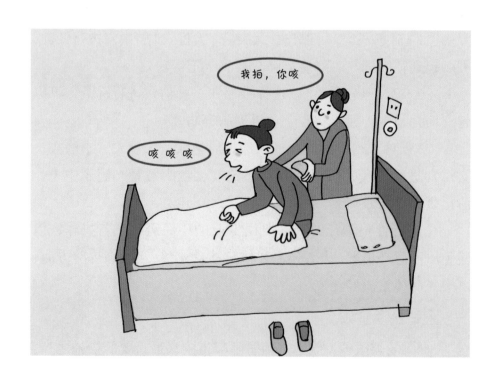

（8）避免过度劳累。过度劳累可能导致免疫力下降，增加患呼吸道疾病的风险。

如果患者出现心率加快、呼吸加快的情况，要立即停止排痰，遵医嘱进行治疗。正确排痰，你学会了吗？

山东中医药大学附属医院　毕俊杰

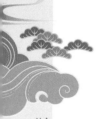
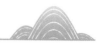

如何"春捂"

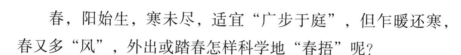

　　春，阳始生，寒未尽，适宜"广步于庭"，但乍暖还寒，春又多"风"，外出或踏春怎样科学地"春捂"呢？

　　"春捂"，捂的是阳气、生发之气，避的是风、寒等邪气。

一、哪些人尤其需要注意春捂

　　《素问·异法方宜论》曰："北方者，天地所闭藏之域也。其地高陵居，风寒冰冽……"广义上相对处于北方地区的人群。

　　中老年人群，尤其是有一定基础疾病的人群，如心脑血管疾病、关节疼痛性疾病的患者等。

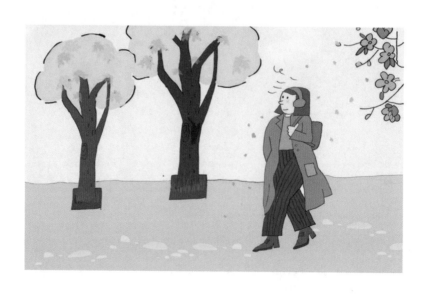

体虚者，如气虚质、阳虚质等人群，常常表现为少气乏力、平素易感冒、腹泻、免疫力较低等。

特殊人群，如术后、产后或哺乳期的女士。

二、捂哪些部位

哪些身体部位需要捂呢？阳气生发的部位和阳气本来就缺少的部位，简单概括如下。

脚颈脑肢（"绞尽脑汁"）：脚、颈、头（脑）和四肢一般需要适当捂，而不是需要刻意过捂《素问·金匮真言论》曰："东风生于春，病在肝，俞在颈项……故春气者，病在头……冬气者，病在四肢。"这与"标本根结"理论也是密切相关的。

脚：露脚背的鞋子不要过早穿，脚踝尽量不要外露，脚踝处有很多穴位，其中三阴交是重要的保健腧穴，并且与女性月经等密切相关。

颈：室外尽量不穿低领的上衣。现代人群使用电子产品较多，颈椎病多发，更要保护颈椎。

脑：头为诸阳之会，长发者不要绑太紧（"春三月，此谓发陈……批发缓行，以使志生"），无风或者室内可不必戴帽，但术后产后等体虚者，出门应适当戴帽子，以免受风寒。

肢：衣不露肘腕，裙裤及膝踝。

三、怎么捂

1. 生活如何"捂"

脚：穿过脚面的鞋子或者矮筒靴子，过脚踝的袜子。

颈：根据气温选择围巾的厚薄，温度低选择羊绒、羊毛材质，温度稍高时可选择桑蚕丝羊绒混纺等。

头：帽子根据气温酌情选择毛呢、棉布混纺等材质。

肢：秋衣秋裤和外套，手套马甲不可少。

总结：围巾口罩手套帽，慢脱秋裤和外套。

2. 中医养生之"春捂"

（1）艾灸：增加机体阳气，体弱阳虚者尤为适宜，可选取百会、大椎、腰阳关、中脘、神阙、气海、足三里等穴位，从机体的外面顾护机体的阳气。

（2）饮食：避免吃生冷寒凉的饮食，"背为阳，腹为阴"，腹部有任脉、肾经、脾经、胃经等经过，所以尤其要注意保护腹部，过食寒凉会伤及脾阳容易腹泻，日久还会伤及其他经络，影响女性月经、妊娠等。故可适当吃点应季的食物，如韭菜、香椿、荠菜、菠菜、莴笋等，以及蛋白质含量较高的食物如鸡蛋等。推荐食用荠菜粥、猪肝粥等。

（3）情志：肝与春气相通应，《素问·诊要经终论》曰："正月二月，天气始方，地气始发，人气在肝。"肝气生发，肝主疏泄，肝喜条达，郁怒伤肝，所以生活中尤其春天更要注意调畅气机，心态放平和，"使志无怒"。

四、捂到什么程度

（1）户外运动训练时，不宜再多捂，出汗过多，津液消耗太多。

（2）温度：15℃是"春捂"的临界温度。气温20℃以上就别再"捂"了。以体温接近36.5℃为宜。根据气温回暖情况逐渐减少衣服，可适当穿着马甲，既保暖又不限制上肢活动，女性穿衣也不显臃肿。此外，饮食不宜贪凉，否则容易伤及脾阳和胃气。

（3）天气：昼夜温差大时，注意早晚适当增加衣物，上班出行提前看天气预报。

（4）节气：清明后，温度稳定渐升，可以逐渐减衣，尤其五一过后，立夏来临，基本就不必再执迷而"捂"了。

以上就是关于"春捂"的简单介绍，生活中，我们还要"起居有常，饮食有节，不妄作劳"。

供稿人：山东中医药大学第二附属医院　景彩

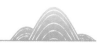

二十四节气与养生——冬至

每年公历的 12 月 21 日至 23 日，太阳到达黄经 270° 为冬至。冬至这天，太阳直射南回归线，是北半球一年中正午太阳高度最低的一天，同时也是白昼最短、黑夜最长的一天。过了这一天，太阳就会逐渐北移，北半球白天就会一天天变长。

一、节气概说

冬至所在的这个月份在农历上叫子月，如同在一天当中晚上 11 点到次日凌晨 1 点叫子时。冬至是一年中阴气到尽头、阳气开始发动的时候，是阴阳转交之时，从这时开始，生命活动开始逐渐旺盛，此时科学养生有助于保持旺盛的精力，达到延年益寿的目的。

二、节气养生

中医认为肾为水，心为火，水火要相交，叫心肾相交、水火既济。肾属冬天，为寒；心属夏天，为热。正常情况下，心火要下降到肾来温热肾水，这样肾水就不寒了；肾水要上升到心，来克制心火，这样心火就不亢了。如果心肾不交、水火未济，就会出现失眠、心悸、心慌、健忘、遗精等症状，所以一定要把肾保养好，冬天是养肾的关键季节。当然，保持心神的安宁，心火不要过旺，也是很重要的。具体措施如下。

1. 冬至宜食补

俗语说："秋冬进补，来年打虎。"冬至时节人们食欲大增，肠胃运化转旺，此时进补能更好地发挥食材的功效。营养学也研究证明，冬至进补不仅能调养身体，还能增强体质，提高机体的抗病能力。要多吃能增加热能供给，富含脂肪、蛋白质和碳水化合物的食物，如羊肉、鸡肉、猪肝、猪肚、带鱼、蛋类及豆制品等。同时，要注意不偏食。冬季气候干燥，人们常有鼻干、舌燥、皮肤干裂等症状，要补充维生素，建议多食新鲜蔬菜和水果。需要注意的是，冬至不可吃太多辛辣刺激的食品，否则易导致饮食不化，聚湿生痰。

2. 运动宜动中求静

冬季运动，首先要避免寒邪的侵袭，尤其是有心脑血管疾病的老年人，要注意多穿衣，居家保暖，逢雨雪天少外出。鼓励和帮助老人在室内进行适宜的运动，使体内多产生一些热量。其次运动量不宜过大，要在动中求静，寻求一种气定神闲的境界，保持微微热感，不宜大汗淋漓。八段锦、太极拳等动静结合的运动方式都是很好的选择，切忌进行高强度的体育锻炼，避免损伤阳气。

3. 起居养护宜防寒保暖

老人的居室应采取防寒保暖措施，及时给老人添加柔软暖和的衣服和被褥，外出时应特别注意保护头和脚。脖子是风寒入侵的缺口，所以外出时千万别让冷风吹进衣领，围条暖和的围巾，可以将感冒的概率下降一半以上。寒从脚底生，冬天应尽量少穿裙子。

冬至时节应保证夜间睡眠质量，睡前可以用温水泡泡脚，驱散一天的寒冷。午饭后可适当午睡，但要避免睡时着凉。另外，冬至节气宜在白天多晒太阳，以利阳气的生长。

4. 心态积极向上，多说正能量的话

冬日寒冷，阳气闭藏，体内正性能量不足，易致情绪相对低落，使人变得悲观、伤感，尤其老人、体弱之人更是如此。若家中有老人、患者，儿女、家人们不妨常回去看看。老人和体弱之人也宜保持情绪舒畅，对儿女、家人们和身边事不抱怨、多赞美，多说正能量的话，有利于情志的调节。在这冰冷的冬天，一句问候的暖心话，是这个世界上最好的礼物，胜过任何的保健品。

供稿人：山东中医药大学　范磊

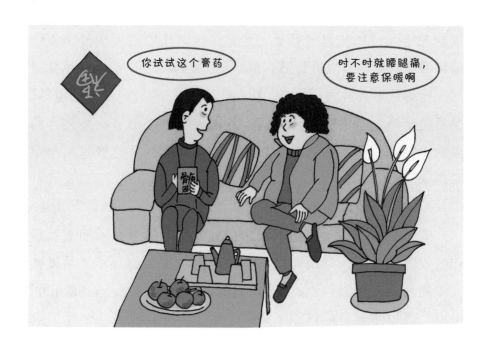

中药煎服有讲究，您知道吗

中药到底该饭后服用还是饭前服用呢？中药一天喝几次呢？中药应该如何煎煮？此类问题常常困扰着大家。今天就为大家解答。

关于服药的频率，一般中药汤剂需每日1剂，将头煎及二煎的药物混合，分2~3次温服，两次间隔时间6~8小时，若为急性病或是热性病，有时亦可每日2剂。丸剂或是散剂可根据病情及药物用量，每日服2~3次。

关于服药时间，《神农本草经》曾有记载："病在胸膈以上者（如眩晕、头痛、眼病、咽喉病等），先食后服药；病在胸膈以下者（肝脏、胃肠、肾脏等），先服药后食；病在四肢血脉者，宜空腹而在旦；病在骨髓者，宜饱满而在夜。"即按疾病所在部位，分饭前、饭后、清晨或睡前服药。胸膈上部的疾病，如眩晕、头痛、五官疾病、咽喉疾病，饭后服药；胸膈下部的疾病，如肝、胆、胃、大肠、小肠、膀胱、肾等脏腑的疾病，饭前服药；四肢血脉疾病，如肢体屈伸不利、血虚、气虚等，宜早晨起床后空腹服用，此时人体的阳气随自然界阳气开始升发，空腹服药能帮助药物迅速到达脏腑四肢，保证药效；骨髓疾病，宜晚饭后夜间服用，因为骨髓属阴，

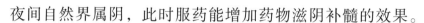

夜间自然界属阴，此时服药能增加药物滋阴补髓的效果。

目前我们多遵循一般的药物在饭前 1 小时服用，以促进药物尽快吸收，但是对胃肠有刺激的药物，宜饭后服用；滋补类药物多滋腻碍胃，宜空腹服用；安神类药物一般睡前服用；重症可不拘时间服用；慢性病需定时服用；急性病、呕吐、惊厥及咽喉病需煎汤代茶饮类，可不定时服用。个别古方，对于服药时间有特殊规定，如鸡鸣散在天明前空腹冷服，效果较好。

另外，发汗解表药物，需趁热服用，服药后需保暖避风，使周身微微汗出为宜；服药呕吐者，可先用少许生姜汁，或是用生姜涂擦舌头，或是嚼少许陈皮然后再服药，或是采用少量频服的方法；对于昏迷患者及吞咽困难者，现多采用鼻饲法给药；对于药性峻烈的药物，需谨慎给药，先进少量，后逐渐加量，直至有效，不可过量，以免发生中毒。

除了服药方法，中药的煎煮也有大学问。

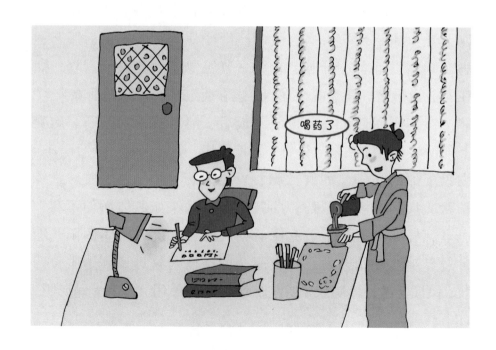

中药煎煮器具，首选为砂锅，搪瓷罐次之，忌用铁锅、铜锅、铝锅。

煎药前需先将药物放入冷水中浸泡，加水量以没过药材2~5厘米为佳，浸泡时间30~60分钟。每剂中药需煎煮2次，第一煎需用大火将药物煮沸后，改中小火煎煮；第二煎加少量水，没过药材，火候同第一煎。两次煎液去渣滤净混合后分两次服用。

煎煮的时间要根据药性而定，一般药物煮沸后煎煮15~25分钟，解表理气及质地芳香的药物煮沸后煎煮5~15分钟，滋补类及质地坚硬的药物需煮沸后再煎煮30~60分钟。

特殊的药物需要特殊的煎煮方法：矿物质类药材需打碎先煎；乌头及附子等毒性较强的药物，亦需先煎1小时左右以减轻毒副作用；气味芳香的药物需后下，如薄荷、砂仁；黏性强、粉末状及带有绒毛的药物需包煎，如旋覆花、滑石粉；贵重药材需久煎1~2小时，如人参、鹿茸等；胶类的药物需烊化服用，如阿胶、鹿角胶；三七粉需冲服；藏红花、番泻叶、胖大海等需用开水或是药液趁热泡服；灶心土需煎汤代水等。

总之，中药服用及煎煮方法因药物性能及特性而不相同，不可一概而论。

供稿人：曲阜市中医院　张翠峰

中医教您远离"晕车"烦恼

"晕车"是很多人乘坐交通工具时的噩梦，今天教大家如何用中医的方法远离晕车烦恼。

一、什么是晕车

晕车是晕动症的一种，又叫运动病，是指人在乘坐交通工具时，因车辆颠簸、摇摆和旋转，产生头痛、头晕、恶心、呕吐、反酸、唾液分泌增多、出汗等不适症状。

现代医学认为晕车与耳朵中的特殊结构——前庭感受器（主管人体平衡）有关，突然加（减）速超过人体生理阈限，当达到一定的时间和强度积累，就可能使人发生晕动症。

从中医角度讲，晕车属于眩晕的范畴。《黄帝内经》上说，"诸风掉眩，皆属于肝""上气不足，脑为之不满，耳为之苦鸣，头为之苦倾，目为之眩"。说明眩晕多以内伤虚损为主，多因气血亏虚，肾精不足，脑髓失养所致。由于脾胃主升清降浊，肝郁容易导致三焦气血逆乱，所以脾不好、胃肠虚弱或者肝郁的人也容易晕车。

二、哪些情况容易晕车

（1）乘车时低头看手机或看书等。

（2）封闭环境里的各种气味更容易让人晕车。

（3）过饱或过饥的情况下。

三、中医防治晕车小妙招

1. 穴位按揉

（1）内关穴，位于前臂正中，腕横纹向上3横指（2寸），在掌长肌腱与桡侧腕屈肌腱中间的位置。在我们坐车不舒服的时候，可以去刺激这个穴位，每侧按揉100~200次。

（2）合谷穴，位于第二掌骨的中点，靠近拇指的侧缘，就是我们说的虎口处。可以用拇指向掌骨方向按揉，力道要适中。每侧按揉100~200次。

2. 耳穴压豆

出行前30分钟，使用王不留行子贴于耳穴中的枕、神门、交感、胃、内耳、外耳等，拇指或食指按压致轻微发热，能够有效抗过敏、改善自主神经功能状态，达到安神止晕止呕的作用。汽车行驶途中亦可多次按压刺激。

3. 穴位贴敷

出行前30分钟，将生姜片用穴位贴贴于肚脐处，产生轻微

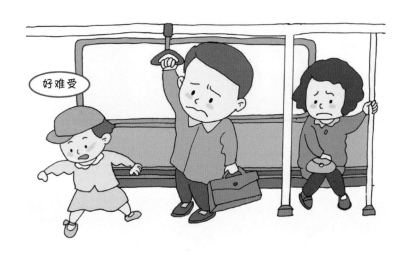

好难受

的辛辣刺激，有效改善恶心呕吐的症状。也可在药店购买晕车贴片，贴于耳后（完骨穴）处和肚脐（神阙穴）处，能够缓解头痛、冷汗、胃肠不适等症状。

4.清凉油

在乘车的时候如果出现了晕车的情况，可以将适量的清凉油涂抹在太阳穴上，并且进行适当的按摩，能够很好地缓解晕车造成的不舒服。

四、如何改善晕车状态

（1）多坐车。很多人都有这种体验，有一阵子经常坐车，习惯了之后，晕车也会跟着减弱。

（2）乘车时看窗外或者闭上眼睛。看窗外时，眼睛也会和身体一样，意识到自己在运动，可以适当减轻感觉上的不适。眯眼休息，则是直接阻断来自视觉上的信息输入。

（3）适当应用晕车药（如苯海拉明等）。

（4）避免过饱或者过饥时乘车。

（5）通过中医调理身体，改善体质。

供稿人：山东中医药大学第二附属医院　季世凯

"三分治，七分养"，中医教您保护眼睛

• 中医认为，五脏六腑之精气皆上注于目，目得血而能视。其中以肝血和肾精最重要。当我们的眼睛出现干涩、不耐久视、迎风流泪、视物模糊等症状，都是在警示我们：机体精血亏虚，不足以濡养双眼了；或通道堵塞，经络阻滞，精血不能输送到眼部了。"三分治，七分养"，以下介绍一些具体的居家保健方法。

一、局部热敷

用热毛巾敷眼，或双手掌心搓热，捂住整个眼眶。每日3次，每次3~5分钟，有助于保障局部经络（主要是足三阳经）的通畅，改善气血循环，从而减轻眼部干涩、不耐久视、迎风流泪、

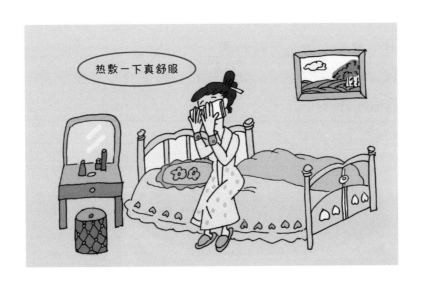

热敷一下真舒服

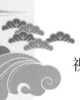

视物模糊等症状。

二、多做护眼睛动作

可以通过转动眼球、做眼保健操、按压眼周穴位（睛明穴、承泣穴、攒竹穴、丝竹空穴、鱼腰穴、太阳穴）等方式，促进眼周的血液循环，改善眼睛疲劳、干涩等不适。

三、药食养生

干眼症、视疲劳、迎风流泪、白内障等眼病，多由于精血不足，可用黄精、山药、薏苡仁、桑葚子、核桃仁、枸杞子、黑芝麻、大枣等，煮粥或炖鸽子食汤。可疏肝养肝、健脾补肾、清肝明目。

单纯的精血不足，可服四物五子汤。用熟地黄、白芍、菟丝子、枸杞子、覆盆子、当归、川芎、车前子、地肤子加减，煎服以养血补精。

养肝明目传统中医药方——菊花枸杞茶：菊花 10g，枸杞子 10g。泡水代茶饮即可。可补益肝肾、益精明目、缓解疲劳。

中医认为肝藏血，肝脏不好的话，眼睛得不到滋养，就容易感到眼干、眼疲劳。菊花和枸杞子都入肝经，菊花清肝明目、缓解眼疲劳；枸杞子养肝明目，并且富含能使眼睛健康、明亮的胡萝卜素等人体必需营养素。二者搭配，对缓解眼睛疲劳、改善视力有很好的作用。菊花枸杞茶很适合平时经常看电脑、玩手机的人群饮用。

供稿人：山东中医药大学附属眼科医院　宋继科

耳聪目明，中医教您保护耳朵

古人喜欢用"耳聪目明"来形容一个人聪明。听力和视力虽然都是人与生俱来的能力，但比起眼睛，耳朵却总被人忽略。为人们带来有声世界的耳朵，其实是个非常脆弱的器官，很容易"受伤"。

世界卫生组织发布的最新数据显示，全球有 3.6 亿人存在不同程度的听力障碍，还有 11 亿年轻人(年龄在 12 岁至 35 岁之间)由于暴露在娱乐环境的噪音中而面临损失听力的风险。

持续性耳鸣、听力衰退等听力损伤都不该被当成小事儿，无论是老人还是年轻人，早发现、早干预都可以保护残余听力，早期预防更可以延缓听觉系统衰老的进程。以下这些生活中的举措，都是非常伤听力的行为，大家应当尽量避免。

一是频繁不当掏耳朵。掏耳朵是很多人都有的小习惯，甚至有人对此"上瘾"。这种看似讲卫生的行为，却可能悄悄损害我们的听力。如有人喜欢用耳勺、火柴棒等挖耳朵，用力不慎易导致外耳道损伤甚至出血，严重者还会刺伤鼓膜；如果感染形成化脓性中耳炎，还会导致听力下降。

二是管不住的坏脾气。研究发现，生气、忧郁、悲伤等负面情绪，可能诱发突发性耳聋。另外，突发性耳聋患者的情绪波动往往较大，有一部分人会比较急躁，还有些人性格内向，容易钻牛角尖。

三是常戴入耳式耳机，这是最常见的"听力小偷"。在嘈杂环境下，人们会不自觉地提高耳机音量，对听力造成一定的损害。

四是常去KTV、夜店。由于嘈杂环境中的背景噪音分贝数十分高，KTV、酒吧等背景噪音更可高达110dB，完全可以一瞬间"偷走"人们的听力。

中医认为，肾开窍于耳。随着肾中精气的盛衰盈亏，人的听力也会发生相应的变化。如婴幼之年，肾精充而未实，听而不远；青壮之年，肾中精气充盛，耳受精气充足，故听觉聪敏，听声遥远；垂暮之年，肾中精气逐渐衰少，耳之精气不足，故听觉渐衰，甚或听觉失聪。因此，想要保护听力，首先就必须要保护肾脏。

在生活中，没事的时候，我们可以多按摩一下自己的耳垂。耳朵内外共有200多个穴位，它们分别对应人体的各个器官，十二经脉都直接或者间接上达于耳，经常按摩这些穴位不仅能帮助我们保护听力，而且还能滋养身体的各个内脏，帮助大家

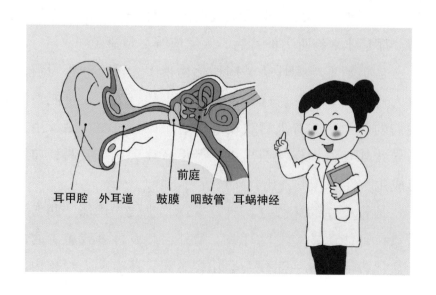

耳甲腔　外耳道　鼓膜　咽鼓管　耳蜗神经　前庭

修身养性，甚至提升人的免疫力。在这里也推荐给大家两个简单的按摩方法。

一是搓耳前后。双手分别放在两耳根部，食指和中指分开置于耳朵前后，然后从耳垂开始向上推动。注意要有一定的力度，并且紧贴耳郭，直到耳尖，每天50次。

二是敲鸣天鼓。两手掌用力相搓，使掌心产生一定的热量，然后用两手掌分别按于两耳上，轻轻用力，对两耳作缓慢地重按，再缓缓地放开，反复数次。同时用置于后方的拇指点压风池穴数次。

最后，将两种呼吸法推荐给大家，可用来缓解耳背、耳鸣及耳内堵塞感。

一是刺激呼吸法。坐在椅子上，两脚自然张开，与肩同宽，胳膊肘微微弯曲，双手在腰部后方的位置十指交叉握在一起；边用鼻子吸气、吐气，边前倾上半身，尽量抬高手腕，呼吸3次；吸气的同时抬头，保持3秒后，边吐气边低头。注意用腹部呼吸。这个动作坚持一段时间后，副交感神经会变得活跃，可改善耳朵不适等症状。

二是蜂鸣呼吸法。坐在椅子上，上半身微微前倾，两肘支在桌上，食指轻轻伸进耳道；边鼓起腹部，边用鼻子吸气，再用鼻子发出"嗯"的声音来吐气，同时收紧腹部；在气息吐净之前，再次鼓腹吸气、收腹吐气，持续5分钟。

温馨提示：大家在练习以上两种呼吸法时，一定要量力而行，出现身体不适时不要勉强。另外，改善血液循环也可缓解听力下降，所以，多做快走、体操等有氧运动也有同样的效果。

供稿人：山东中医药大学附属医院　李春林

宝宝夏季少生病，中医保健来帮您

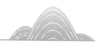

入夏之后，天气炎热，滚滚热浪袭人。在这暑湿蒸腾时节，家长若是忽视气温变化，或宝宝饮食起居不慎，非常容易生病。我们可以用一些中医保健方法来预防外感、增强体质。中医常说"不治已病治未病"，对儿童也一样适用。

下面介绍一些常用的中医儿童保健方法。

一、中医体质辨识

有些宝宝容易感冒咳嗽，有些宝宝容易发热，有些容易腹泻，有些容易便秘，有些容易过敏起皮疹，有些容易积食舌苔厚……缘何个体差异这么大？这是不同的儿童体质从中作梗！精准对儿童体质进行辨识，需要专业医师结合儿童的日常生活习惯、既往相关疾病史，现有症状、体征特点，舌苔、脉象或小儿指纹等综合判断。

二、膳食指导

通过科学的"膳食营养分析系统"，自动计算摄入的各种营养素，分析儿童营养状况，提出科学合理建议，让家长明白宝宝是哪种体质，以及适合吃什么食物。并结合中医学特色，采用中医方法改善小儿的饮食问题。

三、三伏贴

"冬病夏治"三伏贴是中医传统特色疗法，它是根据《素问·四气调神大论》中"春夏养阳"的原则所确立的，借助夏季气温高，阳气旺盛，人体阳气偏旺的特点，施以中药，来治疗好发于冬季，或在冬季加重的疾病。例如反复呼吸道感染、哮喘、过敏性鼻炎、脾胃虚寒性疾病等。

四、中药膏方

中药膏方是根据不同儿童的体质、证候，辨证组方后，将中药煎煮，去渣浓缩后，加入辅料收膏做成的内服膏剂，具有一人一方一膏的特点。膏方是中医独特的调补方式，适用于患有慢性病、体质虚弱的患儿，尤其是需要长期进行中药调理的孩子。

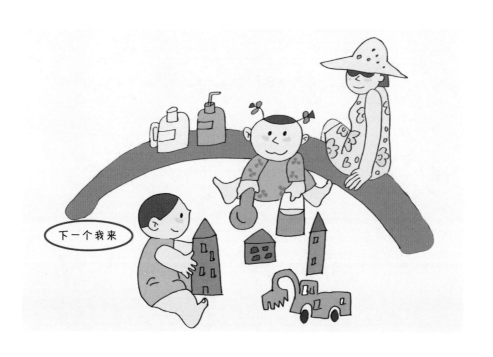

下一个我来

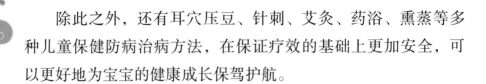

　　除此之外，还有耳穴压豆、针刺、艾灸、药浴、熏蒸等多种儿童保健防病治病方法，在保证疗效的基础上更加安全，可以更好地为宝宝的健康成长保驾护航。

　　　　供稿人：山东中医药大学附属医院　崔明明　裴雷鸣

昨晚，您睡得好吗

中国睡眠研究会《2021年运动与睡眠白皮书》研究发现，我国有超过3亿人存在睡眠障碍。其中75%的人23点以后入睡，近33%的人熬到凌晨1点以后才能入睡。"睡不着"成了新的流行病。美国斯坦福大学研究发现，深度睡眠时间长者更长寿，每天减少5%的深度睡眠时间，中老年人的早死率就会增长13%~17%。

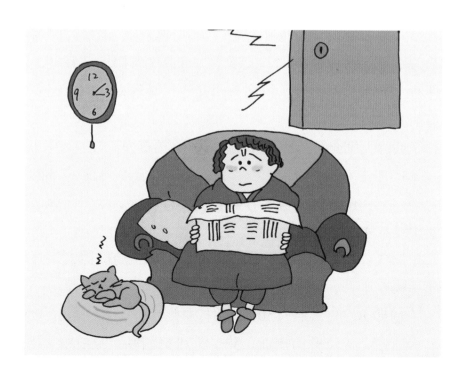

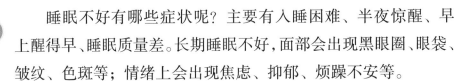

睡眠不好有哪些症状呢？主要有入睡困难、半夜惊醒、早上醒得早、睡眠质量差。长期睡眠不好，面部会出现黑眼圈、眼袋、皱纹、色斑等；情绪上会出现焦虑、抑郁、烦躁不安等。

面对失眠，网上的助眠方法真的是五花八门，比如说数星星、数绵羊、听歌、听故事等，但是在采取以上措施后，最后只有不到10%的人睡眠有所改善，如何有效提高睡眠质量成为困扰大家的难题。

那么如何有效提高睡眠质量呢？

从科学的角度来说，运动有助于睡眠。因为睡眠是大脑开启了保护机制，当神经感到疲惫时，身体就会不由自主地想休息。进行适当的有氧运动，可以有效地改善睡眠障碍，比如说快走、慢跑、游泳、瑜伽等等。

从中医角度讲，穴位按摩和经络拍打有助于睡眠。按摩行间穴、太冲穴，可以清肝泻火、疏肝解郁，治疗肝火扰心型失眠多梦。按摩神门穴可以补心益气、安神定志，治疗心脾两虚型失眠多梦。按摩涌泉穴、太溪穴，可以滋肾阴、补肾气，治疗阴虚火旺型失眠多梦。按摩三阴交穴，对气血不足引起的失眠有明显的效果。

下面为大家介绍一种改善失眠的经络拍打操。

（1）叩击左侧中府穴50下，拍打左侧中府穴、云门穴50下。

云门穴：胸外侧，肩胛骨喙突上方，锁骨下窝凹陷处，距前正中线6寸。

中府穴：胸外侧，云门穴下1寸，平第1肋间隙，距身体前正中线6寸。

（2）叩击左侧天府穴50下，拍打左侧天府穴、侠白穴50下。

天府穴：位于臂内侧面，肱二头肌桡侧端，腋前纹头下3

寸处。

侠白穴：位于臂内侧面，手臂向前伸直，低头，鼻尖接触到的上臂内侧部位即为侠白穴。

（3）叩击左侧尺泽穴 50 下，拍打左侧尺泽穴 50 下。

尺泽穴：位于肘横纹中，肱二头肌腱桡侧凹陷处。

（4）叩击左侧孔最穴 50 下，拍打左侧孔最穴 50 下。

孔最穴：位于前臂掌面桡侧，尺泽穴和太渊穴连线上，腕横纹上 7 寸处。即尺泽穴和太渊穴连线中点向上量一横指处。

（5）叩击左侧列缺穴 50 下，拍打列缺穴 50 下。

列缺穴：两手虎口相交，食指尖端接触的凹陷处。

（6）对拍鱼际穴。

鱼际穴：位于手大拇指后凹陷处，第 1 掌骨中点桡侧，赤白肉际处。

用同样的方法再叩击右侧身体的相应穴位。

需要注意的是，睡前 30 分钟应停止以上活动，因为运动会使大脑的神经兴奋。

供稿人：滨州市中医医院　李雪芬

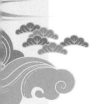

音乐疗法——焦虑情绪的"电子中药"

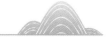

中医音乐疗法是在中医理论基础上，根据宫、商、角、徵、羽五音表现为基础，以五音调式来分类，力求准确地符合五脏的生理节律和特性，结合五行对人体体质、人格的分类，分别施乐，从而调节情绪、认知和意志，导引精神，促进人体脏腑功能和气血运行的正常协调。

早在两千多年前的中国医学巨著《黄帝内经》中就记载："肝属木，在音为角，在志为怒；心属火，在音为徵，在志为喜；脾属土，在音为宫，在志为思；肺属金，在音为商，在志为忧；肾属水，在音为羽，在志为恐。"

音乐与人的心理、生理有着密切的联系，音乐治疗这一自我调适方法可有效缓解焦虑、恐惧等多种情绪问题。一曲终了，常可病退人安。

一、角调

代表音乐：《草木青青》《绿叶迎风》《梅花三弄》《平沙落雁》《步步高》等。

角调为春音，属木，主生发，具有悠扬舒畅、生气蓬勃的特点。正角调式能促进气机上升、宣发和展放，强化肝脏功能，疏肝理气，调畅解郁。

肝不足者，春季宜多听角调，可防治肝气郁结、肋胀胸闷、食欲不振、易怒、乳房胀痛、口苦、眼部干涩、胆小、易受惊吓等。

如有焦虑、紧张不安、情绪低落或烦躁等症状，推荐听葫芦丝曲《茗香》。乐曲以山涧潺潺流水声为前奏，给赏乐者展开一幅红花绿草，莺歌燕语，在风和日丽下、清溪流水间轻吟的唯美画面。自古阳羡（宜兴古称）山水甲江南，文人墨客风华正茂，作曲者在此等山水人文间，孕育出了美妙的丝竹情怀。《茗香》曲时而轻柔，时而欢快，既有梦回盛唐夜唱的古韵，又有高山流水遇知音的意境。

二、宫调

代表音乐：《山鬼》《大鱼》《秋湖月夜》《鸟投林》《闲居吟》《月儿高》《马兰开花》等。

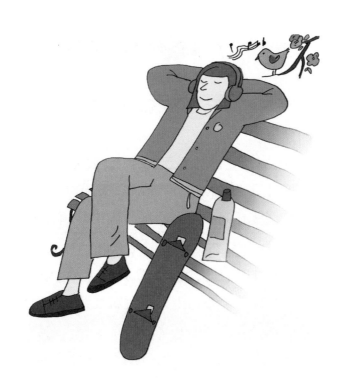

土音宫调类曲目悠扬沉静、敦厚庄重、典雅和谐，具有健运脾胃的作用，适于埙、笙、竽等乐器演奏。古埙的乐音低沉、缓慢、浑厚，仿佛来自遥远的夜空。土音是万物生化的元音动力，代表新生命即将诞生，古有伏羲造瑟埙调理百病的历史传说。土音宫调主入脾胃，可增强气血生成和运化功能，补益后天之本。

三、羽调

代表音乐：《任逍遥》《昭君怨》《塞上曲》《胡笳十八拍》《渔樵唱晚》《寒江残雪》《潇湘水云》等。

此类曲目清悠柔和、哀婉流畅，适合应对恐惧怯弱、睡眠不佳等情况，推荐古琴曲《任逍遥》。该曲为古琴与洞箫搭配，古琴沉吟，洞箫悠远，二者搭配，舒缓镇静，缓解恐惧。

在原创志意辨证理论指导下，形成的志意辨证音乐疗法，在身心病证实践中，已显示出良好效用。

四、焦虑情绪音乐疗法推荐配合六字诀功法

1. 嘘字诀

（1）口型：两唇微合，有横绷之力，舌尖向前并向内微缩，舌两边向中间微微卷起，牙齿露有微缝，向外吐气。

（2）操练提示："嘘"字音"xu"，属牙音。发音吐气时，嘴角后引，槽牙上下平对，中留缝隙，槽牙与舌边亦有空隙。发声吐字时，气从槽牙间、舌两边的空隙中呼出体外。

（3）动作：吸气自然，呼气时足大趾轻轻点地；两手由带脉穴处起，手背相对向上提，经章门、期门上抬，过肺经之中府、云门，两臂如鸟张翼，手心向上，向左右展开，两眼反观内照。两臂上抬，开始呼气并念"嘘"字。两眼随呼气之势尽力瞪圆。呼气后，则放松，恢复自然吸气，屈臂，两手经前面胸腹徐徐

向下，垂于体侧。可做 1 个短暂的自然呼吸，稍事休息（下同），再做第 2 次。如此重复 6 次为一遍，调息，恢复预备式。

2. 呼字诀

（1）口型：撮口如管状，唇圆似筒，舌放平，向上微卷，用力前伸，牵引冲脉上行之气喷出口外。

（2）操练提示："呼"字音"hu"，为喉音，发声吐气时，舌两侧上卷，口唇撮圆，气从喉出后，在口腔中形成一股中间气流，经撮圆的口唇呼出体外。

（3）动作：吸气自然，呼气念"呼"字，足大趾轻轻点地；两手由冲门穴处起，向上提，至章门穴翻转手心向上，左手外旋上托至头顶（注意沉肩），同时右手向内下按至冲门穴处。呼气尽，吸气时，左臂内旋变为掌心向里，从面前下落，同时右臂回旋变掌心向里上穿，两手在胸前相叠，左手在外、右手在里，两手内旋下按至腹前，自然下垂于体侧。稍事休息，再以同样要领右手上托，左手下按，做第 2 次呼字诀。如此左右手交替，共做 6 次为一遍，调息，恢复预备式。

供稿人：山东中医药大学附属医院　阎兆君

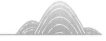

夏日暑热盛，药膳来帮忙

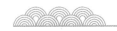

"药食同源"理论是中医药养生祛病理论的重要组成部分，因时、因地、因人，依据不同季节、地域、人群，选材、配伍制作而成的不同药膳，不仅是养护生命的佳肴美馔，亦是调理人体体质偏颇的良方，彰显着独特的中医药文化特色。

夏季天气炎热，雨水增多，暑热之邪侵袭人体，耗气伤津，人们容易出现中暑、食欲不振、心烦、头晕、口渴、乏力等身体不适症状。饮食上应以清淡为主，避免过度食用肥甘厚味的食物，宜多食清热解暑、清心安神、健脾化湿之品，如绿豆、苦瓜、黄瓜、冬瓜、莲藕、西红柿、西瓜等食物，以及荷叶、莲子、薏苡仁、芡实、山药、茯苓等药食同源之品。下面为大家推荐几道夏季养生药膳。

一、红妆翠衣（2~3 人量）

用料：西瓜翠衣 200g，胡萝卜 100g，盐、葱、姜、蒜、生抽、白醋、白糖、香油、黑白芝麻等各适量。

做法：西瓜皮去掉最外层绿皮，切片备用，胡萝卜切丝备用。起锅烧水，水开后下入西瓜皮、胡萝卜焯水，捞出沥水，加入盐、葱、姜、蒜、生抽、白醋、白糖、香油、黑白芝麻等翻拌均匀，装盘即可。

功效：清热解暑，生津止渴，利尿。

适用人群：暑热烦渴，小便短少，口舌生疮者。

二、苦瓜酿肉（2~3人量）

用料：苦瓜200g，猪肉馅100g，干香菇10g，枸杞6g，马蹄30g，胡萝卜30g，小葱2棵，蛋清1个，盐、五香粉、料酒、生抽、蚝油、淀粉适量。

做法：苦瓜切段去瓤备用，将泡发好的香菇、马蹄、胡萝卜、小葱切碎，加入肉馅中，再加入蛋清、适量的盐、五香粉、料酒、生抽，一个方向搅拌上劲，将搅好的肉馅酿入苦瓜，冷水上锅，蒸15分钟，取出，放入枸杞、小葱。炒锅中加入蒸苦瓜的汁水，加入适量的蚝油、生抽烧开，加入调好的水淀粉，将芡汁均匀浇到苦瓜上即可。

功效：清暑止渴，开胃消食，益气养阴。

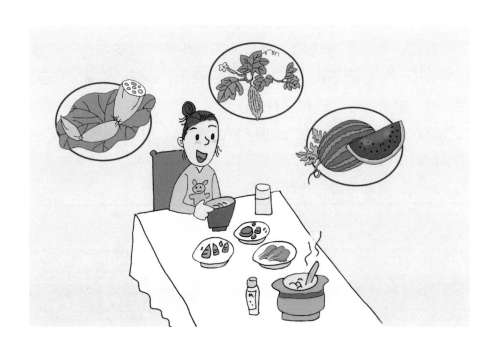

适用人群：暑热烦渴，食欲不振，乏力者。

注意：苦瓜性凉，脾胃虚寒者不宜食用。

三、时蔬芙蓉羹（2~3人量）

用料：山药150g，西红柿100g，胡萝卜30g，香菇2朵，小油菜30g，鸡蛋1个，葱、盐、香油适量。

做法：西红柿、胡萝卜、香菇、小油菜切丁，山药磨成泥。起锅热油，放入葱花煸炒，再放入西红柿、胡萝卜、香菇炒至断生，加入适量清水，煮开后放入山药泥，煮5分钟，再加入小油菜丁，淋入鸡蛋液，最后加盐、香油调味。

功效：健脾和中，益气滋阴。

适用人群：食欲不振，不思饮食，乏力者。

四、百合小炒（2人份）

用料：鲜百合20g，藕100g，山药50g，荷兰豆50g，胡萝卜50g，干木耳20g，葱、盐、大蒜适量。

做法：木耳洗净泡发，藕、山药、胡萝卜去皮切片，百合洗净备用，荷兰豆洗净去丝备用。起锅烧水，分别将莲藕、山药、荷兰豆、胡萝卜焯1分钟左右，百合焯半分钟左右。起锅热油，加入葱花、蒜末爆香，将所有食材入锅翻炒，加入少许盐调味，出锅即可。

功效：清心安神，生津止渴。

适用人群：津伤口渴，失眠，烦躁者。

供稿人：山东省卫生健康宣传教育中心
（山东省中医药推广交流中心）
常志瑾　蔡晓彤

小山楂，大用途

佳肴美馔，辨证施膳。辨证论治原则不仅是中医学认识和治疗疾病的基本原则，也是运用药膳的基本原则。因时、因地、因人，依据不同时令、地域、人群，选材、配伍制作而成的不同药膳，既是养护生命的佳肴美馔，也是调理人体体质偏颇的良方，彰显着中医药文化的特色。

山楂是"鲁十味"之一，产量大、质量优，也是日常生活中常见的食材。山楂具有消食健胃、行气散瘀、化浊降脂的功效。针对不同人群，围绕小小山楂，给大家推荐三道各具特色的药膳。

一、儿童药膳——八珍酸蘸儿

"酸蘸儿"是济南人对糖葫芦的昵称，也是孩子们最爱的美食之一。

该药膳用到的原料主要有生山楂 8 个，茯苓 3g，山药 3g，莲子 3g，麦芽 3g，白扁豆 3g，鸡内金 3g，薏苡仁 3g，芡实 3g，大米粉 15g，麦芽糖适量，冰糖适量。

做法主要有以下几点：山楂洗净去核，晾干备用；将茯苓、山药等八珍原材料研磨成粉；将大米粉、麦芽糖浆与上述粉料相拌和匀，团成丸子，蒸熟备用；将八珍糕嵌入山楂内，用竹签串起；熬糖；裹糖浆；自然冷却。

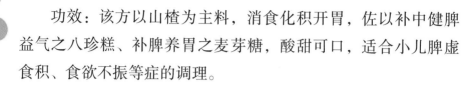

功效：该方以山楂为主料，消食化积开胃，佐以补中健脾益气之八珍糕、补脾养胃之麦芽糖，酸甜可口，适合小儿脾虚食积、食欲不振等症的调理。

二、女性药膳——醉桃红

该药膳用到的原料主要有山楂6g，玫瑰花3g，枸杞子3g，桃肉80g，银耳10g，糯米粉80g，米酒酿50ml，蜂蜜适量。

做法主要有以下几点：糯米粉加入温水和面至可以团成团，将糯米粉团搓成长条，切成小块，揉搓成小丸子，然后在上面均匀撒上糯米粉备用。银耳洗净泡发，加水炖煮20分钟后放山楂、桃肉，继续炖煮5分钟后放入小丸子，小丸子浮上水面后加入玫瑰花、枸杞子，边煮边搅拌，最后放入酒酿搅拌均匀，再煮1~2分钟，食用前依据个人口味加入适量蜂蜜调味即可。

功效：女子以肝为先天，若肝失条达，则多有气血郁滞。方中山楂行气散瘀，玫瑰花疏肝理气解郁，枸杞子滋补肝肾之阴，佐以酒酿，可增加行气活血之功。本方芳香浓郁，美容养颜，可作为女性日常保健的饮品。

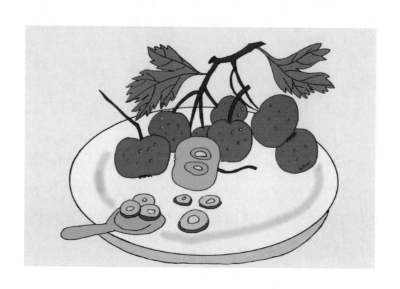

三、老年人药膳——煨八样

该药膳用到的原料主要有山楂 15g，陈皮 6g，海带 100g，莲藕 100g，大白菜 200g，猪瘦肉 100g，豆腐 100g，花生 50g，食盐、酱油、醋、冰糖、葱、姜、八角、花椒、香叶适量。

做法主要有以下几点：将海带泡发切段、藕去皮切片、大白菜切块、猪瘦肉切块、豆腐切片油炸备用。将白菜沿砂锅内胆均匀摆放，再放入藕块、山楂、陈皮、肉块、海带、炸豆腐块、花生、各种调味料等，煨 2 小时左右。

功效：酥锅是传统鲁菜之一，荤素搭配，软烂可口，是中老年人非常喜爱的美食。"煨八样"为酥锅改良而来，方中山楂、陈皮、海带为药食两用原料，山楂消食健胃、化浊降脂，陈皮理气健脾、燥湿化痰，海带消痰软坚、利水消肿，三药合用，能很好地化痰湿、降血脂、降胆固醇，可改善老年人群中常见的高脂血症等疾病。另配伍滋阴生津之莲藕、养胃和中之大白菜、补肾益气养血之猪瘦肉、和中益气之豆腐，还有健脾养胃、润肺化痰之花生，荤素搭配，能很好地补充蛋白质、维生素与矿物质，提高免疫力。

供稿人：山东省卫生健康宣传教育中心
（山东省中医药推广交流中心）
常志瑾　蔡晓彤　于竹青

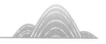

从中医角度讲运动养生

一、什么是"运动养生"

中医养生的理论渊源出自《黄帝内经》的"上古天真论":"上古之人,其知道者,法于阴阳,和于术数,食饮有节,起居有常,不妄作劳,故能形与神俱,而尽终其天年,度百岁乃去。"一般来讲,我们把"上古天真论"的内容作为中医养生理论体系的源头,运动养生一直以来都是中医养生理论体系的重要组成

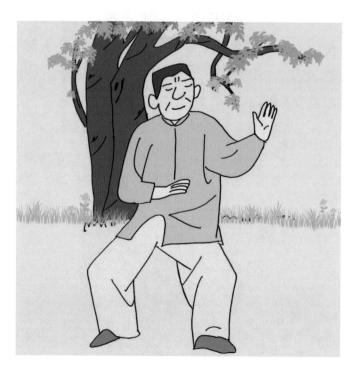

部分，像我们熟知的太极拳、五禽戏、八段锦等，还有中国武术，其精华部分很多都讲外练筋骨皮、内练一口气，实际上都包含了中国文化的运动养生理念。

二、中医养生强调"静"与运动养生是否冲突

运动养生与"静"两者不冲突。中医养生强调的"静"，绝大多数情况下指的是心理层面。《黄帝内经》中讲："夫上古圣人之教下也，皆谓虚邪贼风，避之有时，恬淡虚无，真气从之，精神内守，病安从来。"《黄帝内经》要求我们志闲而少欲，心安而不惧，形劳而不倦，气从以顺，各从其欲，皆得所愿。嗜欲不能劳其目，淫邪不能惑其心，愚智贤不肖、不惧于物，故合于道。整篇的养生保健理论都在告诉我们，保持内心的平和是健康养生的重要因素，是保持健康的首要条件，所以中医强调的"静"是心静，从而达到的气机平顺。而传统的运动方式不论是太极拳还是八段锦，以及其他我们常见的导引术，都是建立在心平气才能和的前提条件下的，在静中求得气机的动，两者相得益彰，达到静中有动、动中存静的平衡状态，是不会冲突的。

在实际的生活当中，我们过度强调静，不利于身体气机的整体运行，而过度强调动，又会导致人体气机的运行混乱。从中医角度讲，运动养生是在心静中求得气机顺畅的动，再通过导引的身体的动而求得心静的稳态，不论是太极还是八段锦，还是其他的导引功法，都是动与静的结合，静与动的平衡。

供稿人：山东省中医药研究院　孙付军

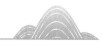

不同人群如何选择运动养生方式

近年来，以八段锦、五禽戏、太极拳等为代表的中医运动养生方式慢慢融入当代生活，这些中医运动养生方式适合所有人吗？不同体质的人群应该如何选择中医运动养生方式呢？

随着中医文化的不断发展，民族文化自信的不断提升，以中国文化为主要元素的运动方式也不断受到人民群众的青睐，但传统的运动方式多数情况下主张调整气机，而不是像现代运动方式以肌肉或者骨骼的锻炼为主。从中医的角度讲，人体疾

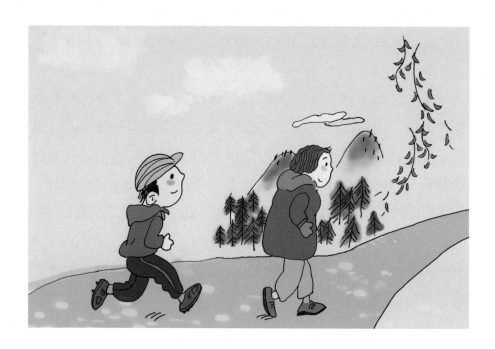

病的本质，在某种程度上是气机紊乱的结果，也就是说，气乱了，气病了，人才会病；反过来，人体病了，气也就会乱。因此，中医把气的顺畅运行作为人体健康的重要条件。在某种程度上，中医的运动方式最终目标也是围绕着人体的气机顺畅，所以很多时候，传统的导引术都强调呼吸的配合，强调对内在气机的调整。从这个角度来讲，不同人群、不同体质对于运动方式也有不同的特定需求。不同体质人群和慢病人群需求也不会完全一致，在选择的过程中，不宜过度强求达到某个功法的标准，要尽量选择适合自己的方式，比如打太极拳，对于膝关节障碍的朋友可能无法达到锻炼需求，甚至部分人群因为练习方法不正确，反倒会导致膝关节损伤等。故此，对于传统的运动养生方式也应该有针对性地进行选择，而不能千篇一律，甚至对于同一个运动方式，也可以有针对性地选取不同的部分。比如心功能障碍的人群，对于运动幅度比较大的部分，运行方式相对比较剧烈、大开大合的部分，可能都无法完成。四肢功能障碍的人群，对于有些肢体伸展比较大的功法，就无法完成，强行锻炼可能造成身体的损伤。

总体上讲，对于运动方式的选择，我们不可以千篇一律，人云亦云。

供稿人：山东省中医药研究院　孙付军

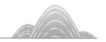

中医保健五大要穴之一——膻中

穴位养生是中医传统养生保健方式的一种，是通过推拿、艾灸、针刺等各种手法，刺激人体穴位，有效调节身体生理机能，增强人体正气，充盈人体气血，从而达到健身防病益寿的目的。《中国公民中医养生保健素养》中指出，中医有五大保健要穴，即膻中、三阴交、足三里、涌泉、关元。接下来，我们为大家分别介绍一下这五大保健要穴，以及这五个穴位对人体养生保健的作用和意义。这里为大家介绍膻中穴的相关知识及其应用。

一、初遇膻中，四海八会

膻中穴是任脉穴位，在胸部，人体前正中线上，平第4肋间隙，两乳头连线的中点处。《灵枢经》指出："人身有四海，

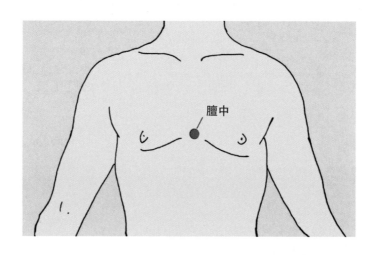

脑为髓海，冲脉为血海，膻中为气海，胃为水谷之海也。"膻中穴除了为气之海，还是人体八会穴的气之会穴。

什么是八会穴呢？八会穴首见于《难经·四十五难》，是指脏、腑、气、血、经、脉、骨、髓等精气会聚的穴位，共有8个。临床上这8个穴位可以治疗其相对应的脏、腑、气、血、经、脉、骨、髓疾病。被称为八会穴之气会、四海之气海，可见膻中穴对人体的重要。

二、再遇膻中，调理心胸

膻中穴在两乳头连线中点，临近心肺，又为八会穴的气会，因此更能宽胸理气，调理心肺，行气活血，广泛用于治疗心、肺及胸部疾病。气滞血瘀、胸闷、气短、气血不足导致的女性产后乳汁不通、乳痈皆可通过刺激膻中穴来治疗。现代研究报道，针刺膻中穴时，针尖透向鸠尾穴，搭配内关、足三里，能治疗冠心病。

除了治疗心胸疾病，膻中穴亦能调畅情志。情志活动是脏腑精气对外界刺激的应答，情志活动以气机调畅、气血调和为重要条件，膻中穴能调气、理气、行气，因而能调节人体的情志。抑郁、闷闷不乐、性情急躁、亢奋易怒等不良情绪皆可通过刺激膻中穴进行缓解。

三、三遇膻中，臣使之官

中医里，膻中除了指穴位，还有另外的一个概念。《素问·灵兰秘典论》中记载："膻中者，臣使之官，喜乐出焉。"此处的膻中是指人体的十二官之一，它既不属于五脏，也不属于六腑，而是介于五脏六腑之间特殊的存在。《素问》此处亦指出膻中擅长调节喜乐等情志，这与膻中穴擅长调畅情志的作用是一致的。一个膻中，两种面貌，这在中医文化里也是别样的存在。

四、回首膻中

日常养生保健，可以揉按、轻度捶打或者艾灸膻中穴。揉按捶打力度要适宜，以穴位处酸胀沉重为宜，避免力度过重，损伤心肺，可每日操作 100~200 次。可用艾条灸膻中穴，注意艾灸的时间，一般每次 30 分钟。或用艾炷隔姜灸，用厚约 0.3cm 的生姜片，在中心处扎孔后放在穴位上再以艾炷施灸，施灸过程中若感觉过热时，可用镊子将姜片提举稍离皮肤，舒缓后放下再灸，至皮肤潮红为宜。

注：文中内容参考教材《针灸学基础》，所载药方及治疗方法必须在专业医师指导下使用，切勿盲目尝试。

供稿人：山东省卫生健康宣传教育中心

（山东省中医药推广交流中心）

孙竹青　姜南　魏颖　王金凤

中医保健五大要穴之二——三阴交

说起女性常用穴位，那必然是大名鼎鼎的三阴交了。三阴交是足太阴脾经上的穴位，为足太阴脾经、足厥阴肝经、足少阴肾经的交汇穴，所以得名为"三阴交"。女子属阴，三阴交为三阴经交汇之所，能调节全身气血，补脾肾，调肝，与女子相应，故而为女性保健要穴。

一、定位

在下肢，小腿内侧，足内踝尖上3寸，胫骨内侧面的后缘。

二、作用

刺激三阴交可有健脾利湿、滋补肝肾、调经止带之作用，

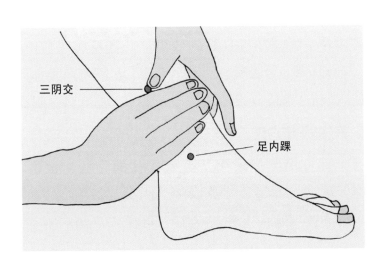

临床上运用相当广泛，能治疗消化系统疾病、妇科病、泌尿生殖系统疾病、神志病及皮肤病等。具体功效如下。

1. 调脾养胃，缓解疲劳

三阴交可用于缓解或治疗脾胃虚弱、不思饮食、便溏等。脾主四肢，三阴交位于小腿，可以舒缓四肢肌肉筋骨，保持身体活力，充沛精神，常按或者常灸三阴交能缓解疲惫、松弛身心。

2. 疏肝解郁，调经美容

三阴交可调节肝脏气血，疏肝解郁。女子月经不调、不孕、痛经、带下病、妇人难产等多是肝血不足、肝不藏血，或者肝郁化火导致，皆可用三阴交治疗。另外，女子肤色暗沉、长斑、长痘，多是气血紊乱或气血瘀滞所导致，三阴交可调理肝脏气血，疏肝活血，气血充足后血瘀消散，从内至外，使人美容养颜。

3. 滋补肝肾，调理阴阳

清代著名医家叶天士的《临证指南医案》中指出："女子以肝为先天。"强调肝对于女性的重要作用。肝藏血，肾藏精，中医有"肝肾同源"的说法。女子卵巢、子宫功能，月经、排卵、妊娠、生产，男子的排精等，皆受肝肾影响。三阴交能滋补肝肾，以维持人体生长、发育、生殖等，不仅适用于女性养生保健，而且对男性养生保健亦有良好的效果。肝肾精血亏虚导致的头晕目眩、耳鸣耳聋、腰膝酸软、不孕不育、女子闭经或排卵障碍、男子阳痿、遗精、排精障碍或精子质量低下，皆可用三阴交治疗。

三、养生保健方法

三阴交日常保健多采用艾灸或按揉的方法，也可和涌泉穴配合进行足浴。可每日艾灸双侧三阴交，每侧半小时或1小时，灸至双下肢温暖向上发散为宜。可揉按双侧三阴交，每侧

200~300 下，以感到穴位处酸胀沉重并向周围放射为宜。也可使用养生锤捶打三阴交，坐位或半卧位，捶打 200~300 下，捶打至穴位酸胀。另外，足浴时可将水没过小腿三阴交处，泡至全身微微汗出为宜，此法同时刺激涌泉与三阴交，温肝肾、暖脾胃，增加温阳滋补效果。

注：文中内容参考教材《针灸学基础》，所载药方及治疗方法必须在专业医师指导下使用，切勿盲目尝试。

供稿人：山东省卫生健康宣传教育中心
（山东省中医药推广交流中心）
孙竹青　姜南　魏颖　王金凤

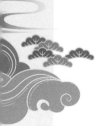

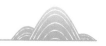

中医保健五大要穴之三——足三里

足三里，足阳明胃经上的穴位，在小腿前外侧，犊鼻穴下3寸，距胫骨前缘外1横指（中指），站立，弯腰，用同侧手张开虎口围住髌骨上外缘，余4指向下，中指尖所指处即为足三里。历代医家对足三里穴均颇为重视。《灵枢》中载："邪在脾胃……皆调于三里。"即足三里能调节脾胃诸病；《四总穴》歌曰："肚腹三里留。"即肚腹部的疾病都可以用足三里治疗。足三里具体能预防或治疗哪些疾病呢？

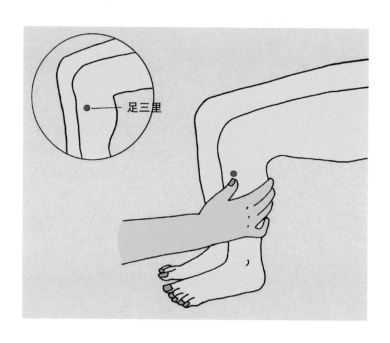

足三里

一、脾胃等消化系统疾病

脾胃为后天之本，足三里穴是胃经的合穴，所谓"合穴"就是全身经脉流注、汇合的穴位，如果把经络之气的运行变化比作自然界的水流，合穴可以理解为江河水流归入湖海，经气由此深入，进而汇合到脏腑的部位。合穴在中医五行配属上属土，脾在五脏中也属土，所以足三里与脾胃相应，能健脾和胃，益气养血，调理气机，化痰祛湿，能治疗脾胃失调、气血亏虚、气机升降失常、痰湿水饮内停等多种病机引起的病症，例如呕吐、腹泻、消化不良、便秘、胃炎、胃溃疡等。

二、卒中偏瘫、下肢痿痹、腰膝酸软等筋骨疾病

《素问》上讲"治痿独取阳明"，痿证是指肌肉筋脉迟缓无力，多是由于气血津液亏虚，或湿热蕴结，筋脉失养所致。"治痿独取阳明"即是指治疗痿证多从足阳明胃经入手。足三里是胃经的合穴，能疏通经络，疏风祛湿，治疗下肢痿痹，筋骨酸软无力。工作久坐、久立或者老年人皆可以按揉或艾灸足三里，缓解腰腿部麻木无力等症状。

三、扶正祛邪，调理全身气血

"足三里"这个名字其实也暗含了它的穴位保健作用。中医将人体分为上、中、下三部分，分别称为上焦、中焦、下焦，足三里之"三里"我们可以理解为它能理上、中、下三焦，即足三里能调理全身上、中、下所有脏腑气血。人体气血充盈，阴阳调和，脏气充足，则百病不侵，故而孙思邈说："一切病皆灸足三里三壮。"

需要注意的是，应用足三里进行日常保健，调理脾胃，强身健体，还需要我们的坚持不懈。揉按足三里时间建议 10~15

分钟，以能感受到穴位酸麻并向四周放射为最佳。艾灸足三里时间建议 30 分钟左右，以能感受到穴位温暖并向四周放射为最佳。

注：文中内容参考教材《针灸学基础》，所载药方及治疗方法必须在专业医师指导下使用，切勿盲目尝试。

供稿人：山东省卫生健康宣传教育中心
（山东省中医药推广交流中心）
孙竹青　姜南　魏颖　王金凤

中医保健五大要穴之四——涌泉

电视剧《人世间》里有这么一个情节，郑娟为照顾周秉坤的植物人母亲，维持周母的身体功能，向邻居春燕儿学习了一套从头到脚的按摩技法。经过郑娟多年的照料和日复一日的按摩刺激，周母终于从昏迷状态中醒来。其中郑娟每日按摩的脚底穴位就是今天要讲内容的主角——涌泉。

一、定位

涌泉为足少阴肾经的起始穴位，在足底部，卷足时足前部的凹陷处，约在足底二、三趾趾缝纹头端与足跟连线的前 1/3 与后 2/3 交点上。

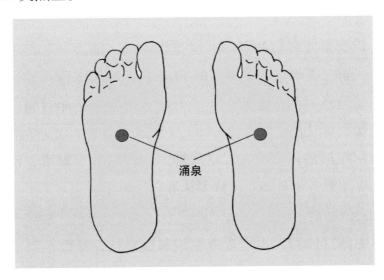

涌泉

二、作用

俗话说："若要老人安，涌泉常温暖。"涌泉为足少阴肾经的起始穴位，穴如其名，即足少阴肾经像泉水一样自此涌出。足少阴肾经起于涌泉后，经过肝、膈进入肺，其支脉从肺出来后又联络于心。因此涌泉穴不仅能补肾壮骨，更能养心护肝。肾气不固导致的腰膝酸软、遗尿、遗精，心血不足导致的头痛、眩晕，心火上炎导致的咽喉肿痛、舌干、耳聋、耳鸣等，肝阳上亢导致的昏厥、癫狂、小儿惊风，肝血不足导致的失眠多梦等，皆可以通过刺激涌泉来治疗。

三、养生保健方法

1. 揉按涌泉

睡前可以用拇指揉按涌泉，顺时针 100 下，逆时针 100 下。或先泡脚至全身微微汗出后，再行揉按。揉按力度以能感到穴位酸胀并向周围放射为度。也可以用拇指从足跟向足尖方向推按涌泉 100~200 次，推至脚心发热为佳。推涌泉能引火归原，退虚热，有效缓解更年期的五心烦热、烦躁不安等。

2. 艾灸

艾灸涌泉穴可温补肾阳，增强机体抗病能力，尤其适合年老体弱人群。艾灸时间每次 20~30 分钟，过敏体质人群、婴幼儿可酌情缩减时间，皮肤适应能力强者可酌情增加时间。艾灸以感受到全身温暖发热为佳，一天 1 次或一周 2~3 次。生活中，也可以用吹风机代替艾条。足浴后，将脚用毛巾覆盖，用吹风机暖风吹涌泉，吹至脚底温暖发热并向上发散。

3. 穴位贴敷

将中药打成粉，用蜂蜜或醋调和成糊状，贴敷于涌泉。此法根据贴敷药物的不同，功效亦有区别。常用的中药如花椒、吴茱萸、白芥子、酸枣仁、麻黄、生姜等，可混合打粉贴敷，也可单独贴敷。例如醋调吴茱萸贴敷涌泉能引火下行，治疗口腔溃疡有奇效；花椒、蜂蜜调和贴敷涌泉能温阳止泻，散寒止痛，治疗受凉受寒导致的腹痛、腹泻效果明显；酸枣仁用蜂蜜调后贴敷涌泉能缓解失眠；姜汁或者大蒜汁贴敷涌泉能防治小儿哮喘等。贴敷时间2~4小时，具体贴敷时间需根据情况自行增减，以涌泉处泛红、微热为宜。婴幼儿、过敏体质人群不可贴敷时间过长，以免皮肤起泡。

注：文中内容参考教材《针灸学基础》，所载药方及治疗方法必须在专业医师指导下使用，切勿盲目尝试。

供稿人：山东省卫生健康宣传教育中心

（山东省中医药推广交流中心）

孙竹青　姜南　魏颖　王金凤

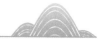

中医保健五大要穴之五——关元

前面为大家介绍了涌泉穴对人体养生保健的作用和意义，这里为大家介绍关元穴的相关知识和应用。

一、定位

关元为任脉穴位，在下腹部，人体的前正中线上，肚脐下3寸。取穴时可并拢食指、中指、无名指和小指四指，横置于肚脐下方，肚脐直下四横指处即为关元。

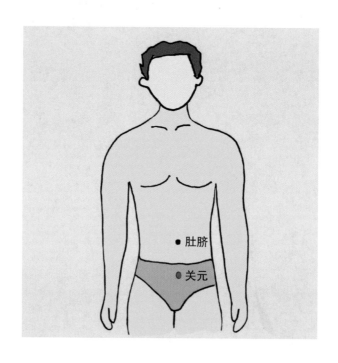

二、作用

1. 调理生殖

任脉为奇经八脉之一，为"阴脉之海"，能调理阴经气血，与女子的月经、妊娠息息相关。关元穴是任脉和足三阴经交会穴，位于人体下腹部，临近膀胱和子宫，故可以调节、治疗生殖系统疾病。针刺关元穴能刺激激素水平变化，改善女性排卵，对男女不孕不育有较好疗效。针刺或艾灸关元穴能治疗功能性子宫出血、子宫肌瘤、痛经等。

2. 培补元气

关元，穴如其名，为元气交会之处，元气之关口，别名"丹田"，能培补元气，回阳救逆。元气虚衰导致的瘦弱无力、眩晕皆可以刺激关元以缓解、治疗。灸关元可以升高休克患者的血压和体温，增强人体正气。

3. 通利二便

关元为小肠"腹募穴"。"腹募穴"简称"募穴"，指的是脏腑之气聚于胸腹部的穴位。每个脏腑都有一个募穴，募穴能治疗所对应的脏腑疾病。故关元能治疗小肠疾病，通利二便，治疗便秘或小便不利。

三、养生保健方法

日常保健可揉按或艾灸关元。揉按可在饭后半小时进行，顺时针 200 下，逆时针 200 下，揉按至小腹微微酸胀为佳。艾灸可于睡前进行，一次 30 分钟，每日 1 次，灸至小腹微微发烫、全身微热为宜。具体按揉力度或艾灸时间可根据个人体质、年龄等因素进行增减，不必拘泥。

注：文中内容参考教材《针灸学基础》，所载药方及治疗方法必须在专业医师指导下使用，切勿盲目尝试。

供稿人：山东省卫生健康宣传教育中心
（山东省中医药推广交流中心）
孙竹青　姜南　魏颖　王金凤

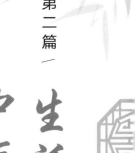

第二篇

生活中常用的中医特色疗法

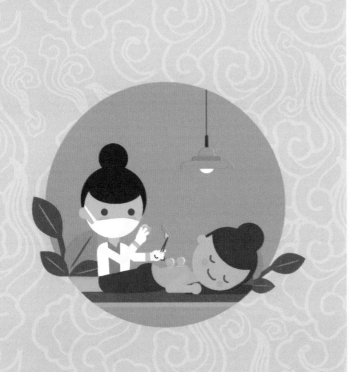

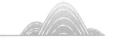

落枕找上门，教您巧用穴位来缓解

一觉醒来，脖子僵硬疼痛，稍稍一动便一阵剧痛，落枕了怎么办？难道只能等再睡一宿自动缓解？缓解落枕不必久等，中医专家为您支招。

一、中医谈"落枕"

从中医理论来说，落枕与受风寒有关，如颈部受凉，盛夏贪凉，使颈背部气血运行不畅，筋络痹阻，以致僵硬疼痛，动

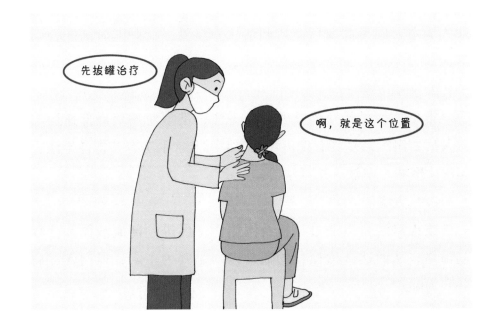

先拔罐治疗

啊，就是这个位置

作不利。早在《素问·骨空论》中即有关于"失枕"的描述，认为落枕的病因病机主要有三方面：一是睡姿不良，伤其经筋；二是风寒侵袭；三是肝肾亏虚，气血不足，复感外邪，导致头颈部脉络壅滞、气血不通、筋脉肌肉失养而筋脉拘急，关节旋转不利，不通则痛。其病位在颈项部，与督脉、手足太阳经和足少阳经、足阳明经密切相关。

二、落枕有哪些诱发因素

颈部受风寒或劳累、淋雨、熬夜、喝酒等为常见诱发因素。

三、落枕如何进行中医治疗

目前，中医治疗落枕的临床手段颇多，主要以针灸为主，配合推拿、拔罐、中药方剂等疗法以温经补虚、舒筋通络、祛风散寒、活血化瘀。

1. 针灸疗法

针灸为治疗落枕的重要手段。针灸疗法包括普通针刺、电针、温针灸、腹针、浮针等。针刺多循手三阳经和足少阳经，远端取穴为主，以手部取后溪穴和落枕穴多见，针刺同时需配合颈部活动。

2. 推拿按摩疗法

推拿按摩是治疗落枕的常规方法，推拿对病变局部血运改善及病变组织修复具有促进作用。常用推拿手法有一指禅推法、㨰法、摩法、拿法、按揉法等。

3. 拔火罐法

拔火罐法可以通过负压及温热作用促进颈部血液循环，舒筋活络，从而达到治疗目的通常以阿是穴为主穴，风门穴、肩井穴为配穴。

四、落枕患者日常需注意什么

（1）颈部防寒保暖。颈部受寒冷刺激会使肌肉血管痉挛，加重颈部板滞、疼痛。早晨出门时，可围上围巾或披肩，不让颈部受凉。夏天在空调房中，不可让冷气直接往颈部吹。

（2）选择合适的睡枕。睡枕的高低软硬对颈椎有直接影响，最佳的睡枕应该是能支撑颈椎的生理曲线，并保持颈椎的平直。

（3）正确的睡姿。正确睡姿应顺应颈椎的生理弯曲，建议采取仰卧位睡姿。采取正确的睡姿可以减轻颈部负担，使颈部肌肉处于放松状态，避免出现肌肉过度拉伸、痉挛。

（4）热敷。视季节气候而定。休息时，可用热水袋贴在颈部，热水袋温度不宜过高，热敷 30~60 分钟。此法对缓解颈部疼痛有一定作用。

供稿人：青岛西海岸新区中医医院　孟凡锐　曲艺

关于脐灸的小科普

一、什么是脐灸

脐灸疗法属中医外治法的一种，是以脐（即神阙穴）处为用药部位加以艾灸，利用肚脐皮肤薄、敏感度高、吸收快的特点，借助艾火的纯阳热力，以激发经气，疏通经络，促进气血运行，调节人体阴阳与脏腑功能，从而达到防治疾病、强身健体的目的。

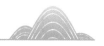

我的肚脐，脐灸的位置

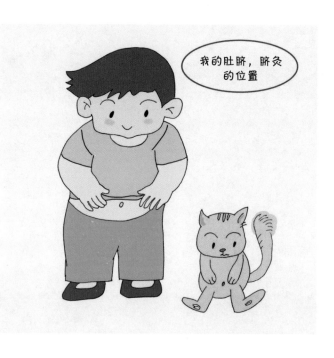

二、神阙穴

中医认为，脐中是一个具有治疗作用的重要穴位，名为"神阙"。神阙是十二经络的根，为经络枢纽，经气之汇海，能司管人体诸经百脉。神阙处的皮肤细腻，与肠道直接相连，因此，脐灸疗法选用神阙穴为施灸穴位可使药效沿经络循行速达病所，起到疏通经络、调达脏腑、扶正祛邪、调整阴阳的作用。艾灸、穴位、经络、中药的综合作用，较普通艾灸具有事半功倍的功效。

三、艾灸的作用机理

灸法是中医学的重要组成部分，《医学入门》曰："凡药之不及，针之不到，必须灸之。"《景岳全书·本草正》言："艾叶，能通十二经，而尤为肝脾肾之药。"艾灸能使温热之气由肌表透达经络、五脏六腑，具有培补阳气、温益脾肾、益其真阴的功效。研究表明，艾灸可调节机体代谢及免疫功能，改善血液循环。艾绒燃烧火力温和，最善于补虚，还可在施灸过程中促进药物的吸收和渗透。

四、脐灸的功效

（1）通经活络，行气止痛。用于治疗肠麻痹、痹症、手足麻木及肢体酸痛等。

（2）调理冲任，温补下元。用于治疗月经不调、痛经、带下、崩漏、不孕及黄褐斑、面色萎暗，以及孕前体质调理等。

（3）通调三焦，利水消肿。用于治疗小便不利、大便不调、腹水、水肿、肥胖等。

（4）健脾和胃，升清降浊。用于治疗胃痛、反胃、痞满、泄泻、呕吐等。

（5）敛汗固表，涩精补虚。用于治疗自汗、盗汗、带下病、久泻、梦遗、滑精、惊悸、失眠等。

（6）防病驻颜，养生延年。用于治疗虚劳诸疾、神经衰弱，预防保健，回春延年。

五、注意事项及禁忌证

（1）脐灸后，不可着凉，注意保暖。灸后半小时内不要饮用冷水或用冷水洗手、洗澡。

（2）去除脐灸药物后应用温水或消毒棉球轻轻拭去脐部残留的药物，若脐部微觉痛痒，不可搔抓，数日内自可消退。

（3）脐疗后如果出现水疱，只要不擦破，可任其自然吸收。若水疱过大，可用一次性消毒针从疱底刺破，放出水液后，再用消毒敷料覆盖。

（4）饭后1小时内不宜脐灸。脐部有损伤、炎症者禁灸；孕妇禁用；月经期间不可灸；极度疲劳、酒醉、过饥、过饱、大汗淋漓、情绪不稳忌灸；某些传染病、高热、昏迷、抽风期间，或身体极度衰竭、形瘦骨立等忌灸；无自制能力的人，如精神病患者等，忌灸。

供稿人：山东中医药大学附属医院　吕庆超　林璐

手法正骨很神奇，诸多优势看这里

中医正骨是一种非常古老而神奇的疗法，通过手法复位、小夹板固定来治疗骨折。近年来，随着人们对健康的关注和中医文化的复兴，手法正骨逐渐受到越来越多人的青睐。

有些骨折可以不开刀、不手术就能够达到临床治愈的效果，特别是对于四肢骨折，一般我们都是用手法整复，再通过手法的牵引达到复位，然后用小夹板固定。手法复位是我们中医的一个特色，它有什么特点呢？比如说开刀，肯定是要做一些术前的检查，要上手术室，然后切开以后要留疤，这是很多人不能接受的；然后手术以后一定要用抗生素来预防感染，放内固定物，花费也就比较高。手法复位第一没有瘢痕，外观上不受影响，再一个不用抗生素，也不存在注射抗生素导致过敏的情况。再一个就是没有内固定物，不用二次取出，花费也少。

另外，手法复位对人体的体质要求比较少。比如说糖尿病患者，高血压的患者，还有好多内科疾病的患者，通过牵引，然后进行复位，复位以后小夹板固定就可以，能够达到很好的治愈率和复位率。

手法整复要求患者回家以后，自己注意小夹板固定的松紧度。如果紧了，会感觉到四肢的肢端疼痛麻木，仔细看，肢端皮肤会发白；如果松了，整过的骨头可能又有移位，这时候再整就比较受罪了。另外，小夹板固定以后肢端是肿的，我们一般要教患者进行功能锻炼。功能锻炼的目的，一个是消肿，再一个是不影响其他关节的活动度。以腕关节远端骨折为例，我们一般都让患者活动手，手要伸屈，慢慢伸直，动作一定要慢，屈曲的时候要屈到最大限度，然后还要注意肩关节和肘关节的锻炼。有的患者回家以后依从性特别高，可能会进行手的锻炼，但是胳膊一直吊着，最后骨折的地方愈合了，但是出现了肩周炎和肘关节的屈伸不利，又出现了新问题，更加麻烦。

所以说，我们锻炼是使固定的关节不动，邻近的关节要进行适当的活动。比如说桡骨远端骨折，肩关节可以前后活动和外展，肘关节也可以动，只是需要避免前臂旋转。

需要注意，手法整复小夹板外固定对于关节内的骨折不适合。另外，特殊职业者比如运动员、舞蹈演员等，对关节要求特别高，如果出现了骨折，这一类的患者一般也是要求进行手术治疗。

供稿人：济南市中医医院　张宝峰

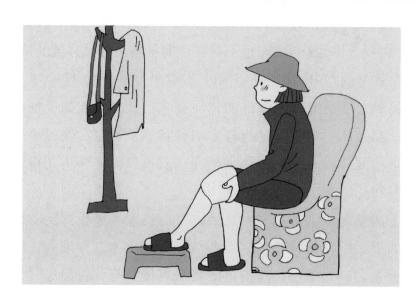

小火罐，大作用——调理身体新选择

你有没有察觉，身边越来越多的人常感身倦乏力、肢体不温、怕冷、关节疼痛；或面垢油光、皮肤出油并伴有痤疮粉刺、性情急躁易怒、口干口苦、心烦身困、小便赤短、大便燥结或黏滞、失眠多梦等，甚至有很多上班族常年处于疲乏无力、性情浮躁的亚健康状态。这都是寒湿或者湿热导致的。出现这种情况有没有什么方式来进行防治或保健呢？今天就为大家介绍一种中医特色疗法——平衡火罐。

一、什么是平衡火罐

平衡火罐是在传统火罐单一留罐的基础上，融入平衡理论的治疗方法。平衡火罐主要联合运用闪罐、揉罐、推罐、抖罐、留罐等罐法，连续不间断地向大脑中枢神经系统反馈信息，使机体相应修复到平衡状态。

二、平衡火罐的功效

（1）温经散寒：以火攻邪，温阳散寒，有效缓解颈、肩、腰、膝等怕冷或疼痛。

（2）舒筋活血：活血化瘀，通经活络，加速全身气血循环，增加局部供血供氧量，可有效改善心脑血管供血不足，还可以调理闭经、痛经等。

（3）祛风除湿：将火罐放在所需治疗的部位，利用火罐的压力差可拔出体内湿气。

（4）清热泻火：火罐可以排除体内的热毒邪气，起到清热泻火作用。

（5）平衡阴阳，调理亚健康：平衡火罐的不同手法刺激，反射性地引起中枢神经向应激态转变，能有效激发经气，使各经脉气血运行通畅，肾气平稳，肝脾调和，从而改善机体疲劳状态。

三、平衡火罐适用情况

（1）慢性疾病，如腰肌劳损、腰椎间盘突出症、风寒感冒、失眠等症状。

（2）体质调理，尤其是对于湿热体质、寒湿体质、气郁体质、血瘀体质较为适宜。

一般来讲，寒湿分为外湿和内湿。外湿多由外受风寒湿邪所致，主要表现为头身困重、肌肉关节肿痛，遇冷加重。

内湿是由于脾肾阳虚，不能运化，湿浊内生造成的。常见的症状主要表现为畏寒肢冷、大便稀溏、小便清长、舌淡苔白厚腻、脉濡等。

湿热的病因多为感受湿热之邪，或者过食辛辣肥甘之品，或者过度思虑，心情不畅，主要表现为面垢油光，多有痤疮粉刺，性情急躁易怒，口干口苦，大便燥结或黏滞，失眠多梦等。

（3）亚健康人群状态调理。根据亚健康状态的临床表现，可将其分为以下几类：①以疲劳、睡眠紊乱、疼痛等躯体症状表现为主。②以郁郁寡欢、焦躁不安、急躁易怒、恐惧胆怯、短期记忆力下降、注意力不能集中等精神心理症状表现为主。③以人际交往频率减低或人际关系紧张等社会适应能力下降表现为主。

上述3条中的任何一种情况持续发作3个月以上，并且经系统检查排除可能导致上述表现的疾病者，可分别被判断为处于躯体亚健康、心理亚健康、社会交往亚健康状态。

四、平衡火罐多久做一次合适

建议每周 1 次，可根据患者的病情、年龄、体质而调整。

五、平衡火罐注意事项

（1）拔罐前避免饮酒、过劳、过饱或饥饿状态。

（2）拔罐后 4 小时内不要洗澡，多饮温开水，避风寒。

（3）留罐处皮肤发红属正常现象，应避免抓挠，以免破溃，引起感染。

（4）一般情况下，水疱可自行吸收，若水疱过大，请到医院进行相应处理。

供稿人：临沂市中医医院　张永霞

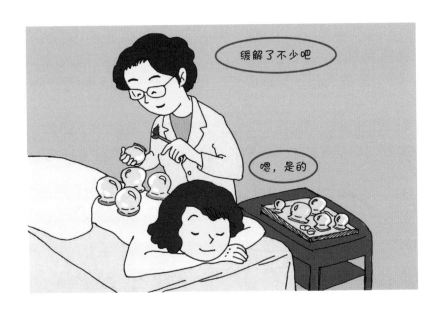

养生保健，勿忘足三里

足三里是足阳明胃经的合穴，《黄帝内经》认为，它是胃经经气的必经之处，与脾胃推动、生化全身气血的能力密切相关。因足三里作用多，治疗疾病的范围广，故被称之为"强壮保健第一要穴"。民间流传，"常按足三里，胜吃老母鸡"，可见足三里在养生保健方面的重要性。足三里因能调理腹部上、中、下三部病症，并且穴位在膝下三寸，因此得名。

中医认为，刺激足三里有调节机体免疫力、增强抗病能力、调理脾胃、补中益气、通经活络、疏风化湿、扶正祛邪的作用。具体表现如下：

（1）促进消化，调理肠胃。足三里是足阳明胃经的穴位，

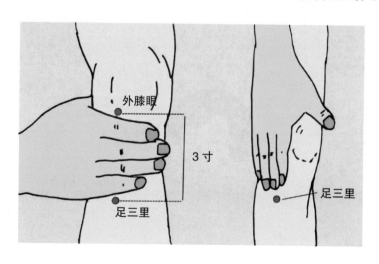

主要治疗消化系统疾病。古人有"肚腹三里留"的经验，凡是肚腹疾病，如胃肠虚弱、食欲不振、腹泻便秘、消化不良等都可以取足三里。

（2）强筋健骨，祛湿止痛。足三里位于下肢，因此对于下肢的膝关节炎、坐骨神经痛、风湿痹痛等都有很好的缓解作用。

（3）补益肾气，止晕止呕。治疗尿频、遗精、阳痿、早泄、腰痛、耳鸣、眩晕、头痛、失眠、贫血等，均可选足三里。

（4）养生保健，祛病延年。足三里能调理全身气血，对于伤风感冒、高血压、低血压、动脉硬化、冠心病、心绞痛等病症都有防治作用。正如孙思邈所言："一切病皆灸足三里三壮。"

对于现代人来说，繁忙的工作使我们的身体疲惫不堪，如果每日睡前刺激足三里，有酸胀发热的感觉，坚持2~3个月，就会使人精神焕发，精力充沛。刺激的方法，可以用大拇指或中指按摩足三里1次，每次5~10分钟，除了用手进行按揉外，也可以使用按摩锤进行敲打，力量要以穴位局部产生酸胀感为度，每次至少刺激5~10分钟。

可以进行艾灸，所谓"若要安，三里常不干"，是指古人在治病时，经常用艾条灸足三里。具体艾灸方法如下。将艾条缓慢沿足三里上下移动，以不烧伤局部皮肤为度，每周1~2次，每次灸15~20分钟。

若想要艾灸效果更明显，可使用隔姜灸法，其方法是，在足三里处盖上一片厚1~2mm的新鲜姜片，再用艾炷熏灸，直至姜片干燥、不贴肤即可。

供稿人：山东中医药大学附属医院　李春林

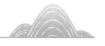

中医"妙方"，带您远离"眼疾"

眼睛是心灵的窗户，是人们认识世界、感悟自然的感觉器官。中医理论认为眼睛通过经络与脏腑连接贯通，所以脏腑、经络及其他问题导致的眼疾，不仅可以通过眼睛局部，更能通过调理全身脏腑气血、疏通经络来治疗。艾灸、耳穴埋豆、中药熏洗等中医适宜技术作为中医治疗方式，不仅着眼于局部病变，更注意关注整体病理变化，具有简、便、效、廉的特点，治疗眼部疾病优势明显。下面即为大家一一介绍。

一、雷火灸

雷火灸具有活血化瘀、通关利窍、消炎止痛的作用，较艾

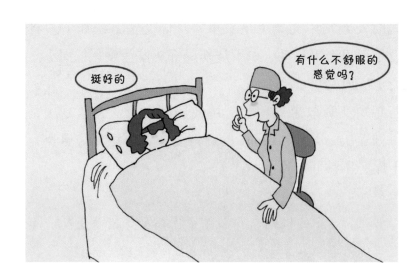

灸火力猛烈，渗透力更强，能够显著增加泪液分泌，改善眼部血液循环，缓解眼部疲劳。

作用：通经活络、调和气血、活血化瘀、消炎镇痛。

适用眼病：视神经萎缩、视神经炎、缺血性视神经病变、小儿近视、弱视、麻痹性斜视、视网膜色素变性、眼肌麻痹、干眼、视疲劳等。

二、耳穴埋豆

耳穴埋豆是将表面光滑、近以圆球状或椭圆状的中药王不留行籽或小绿豆等，贴于 0.6cm×0.6cm 的小块胶布中央，然后对准耳穴贴紧并稍加压力，使患者耳朵感到酸胀或发热。贴后患者需每天自行按压数次，每次 1~2 分钟。每次贴压后保持 3~7 天。耳穴压豆的关键是选准穴位，即耳廓上的敏感点，刺激这些相应的反应点及穴位，可起到防病治病的作用。

作用：清热解毒、消肿散结、补益肝肾、开窍明目、理气解郁，解痉止痛。

适用眼病：近视、视疲劳、弱视、麦粒肿、眼睑痉挛等。

三、中药湿热熏洗法

中药湿热熏洗法包括湿热熏与洗（敷），是用中药煎液浸湿纱布，趁热熏敷治疗眼病的方法，通常熏、洗先后进行。

作用：疏风清热、除湿止痒、缓急止痛。

适用眼病：睑缘炎、视疲劳、过敏性眼病、干眼病、麦粒肿。

四、中药雾化

中药水煎浓缩后，倒入雾化仪，对双眼同时进行眼部雾化治疗。治疗时，患者睁开双眼，使雾气与眼结膜、皮肤接触，每次持续 15 分钟。7 天为 1 个疗程，通常配合中药内服。

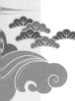

作用：清热凉血，祛风止痒。

适用眼病：过敏性结膜炎、干眼病、病毒性角膜炎、急慢性结膜炎等。

五、中药离子导入

采用自动离子导入技术，将具有不同作用的中药提取液导入眼内，达到治疗作用。

作用：疏通经络，活血化瘀，抗炎镇痛，软坚散结。

适用眼病：糖尿病视网膜病变、年龄相关性白内障、玻璃体混浊、视疲劳、年龄相关性黄斑变性（AMD）、眼轮匝肌痉挛等。

六、放血疗法

"放血"是中医古老而有效的"去火"方法，即《黄帝内经》中的刺络法，是用针具刺破某些腧穴或病灶处及病理反应点或浅表血管，放出适量血液而达到治疗目的的一种特殊外治疗法。眼科常取穴如耳尖、大椎等。

作用：清热泻火，消肿止痛。

适用眼病：各种急、慢性的眼病出现红、肿、痛、痒，例如麦粒肿。

七、督灸

督灸是扶阳大法，通过灸疗刺激督脉、足太阳膀胱经等经脉循行部位，激发协调经气，从而达到平衡阴阳、抵御病邪、调整虚实等功效，使虚弱的阳气得以温煦，寒湿之邪得以祛除，痰浊、瘀血等病理产物得以消除，痹阻之气血得以畅通，从而达到预防保健、治疗疾病的作用。

作用：补气活血，温通经络，散寒祛瘀，强壮补虚。

适用眼病：视神经萎缩、视神经炎、缺血性视神经病变、视网膜动脉阻塞、视网膜静脉阻塞。

供稿人：山东中医药大学附属眼科医院　解孝锋

中医药特色疗法——靶点针推疗法

靶点针推疗法源于我国针灸学学者臧郁文教授的学术思想，经我国著名运动医学专家王洪勋教授临床实践，近年来进行了规范性总结和传承发展。该技术结合现代解剖学理论，发挥中医针灸推拿技术优势，删繁就简，以痛点为主，根据痛点的解剖结构特点确定取穴，其特点是针刺少，针对性强，可较短时间缓解疼痛。目前该疗法的诊疗范围由最初的运动性损伤逐步扩展至各类急慢性损伤，如四肢关节损伤疼痛、功能障碍、撕裂伤、腱鞘炎、网球肘、腰椎间盘突出等，见效快，疗效显著。

厨师或者职业运动员等，很多会有肘关节的关节损伤。对于肘关节急性损伤，我们按照靶点针推疗法的技术特点和取穴方法用拇指按压的时候，有时候可以找到最痛的点，这个点我们称之为靶点。通过靶点针推疗法先找到痛点，按压时表现出明显的疼痛。找到痛点以后，可以通过推拿的方式来缓解局部疼痛。专业技术人员通过针灸的方式来达到局部痛点的诊疗，可以在最短的时间内达到止痛、活血化瘀、缓解疼痛的目的。

供稿人：山东省中医药研究院　孙付军

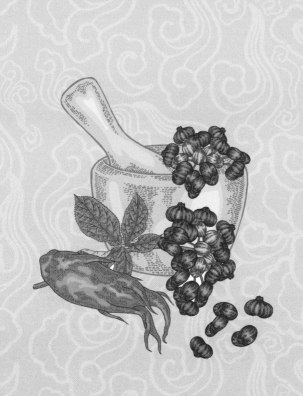

"胃"来更健康

"胃"来更健康，顾名思义，有健康的胃，才能有更健康的身体。《黄帝内经》有言："胃者，水谷之海，六腑之大源也。"胃是人体的消化器官之一，胃部出现问题可能会导致胃痛、胃胀、反酸嗳气、纳呆等。下面，我们从症状、病因及如何养胃几个方面一起来了解一下。

胃痛，主要是上腹部疼痛，同时也会伴随一些其他不适症状，比如恶心呕吐、食欲下降等。造成胃痛的原因主要包括喜欢吃生冷刺激的食物、暴饮暴食、饮食不节、饮酒成瘾、饮咖啡浓茶、睡前狼吞虎咽进食、紧张焦虑、疲劳过度等，这些都可能会造成胃痛。

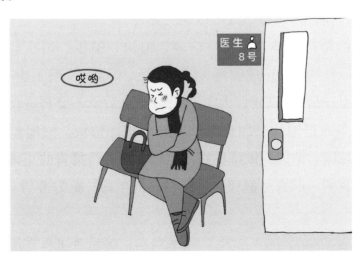

胃胀，主要症状是在早上起床或吃饭前后出现饱胀感，常常会伴随打嗝。

反酸嗳气，反酸是酸水从胃里往上涌出，反到口腔或食管里。嗳气也是气体从胃里往上涌，两者也可以同时发生。

纳呆一般会出现食欲下降或消化不良的症状。

怎样来健脾养胃呢？这里有一个小口诀：一保、二米、三水、四穴、五怕。

一保是指注意保暖，及时添加衣物，注意腹部不要着凉，夜晚要及时盖好被褥。

二米是指小米和花生米，小米可以健脾和胃，易于消化又不伤脾胃；花生米富含膳食纤维，对养胃有一定的好处。

三水是指温水、牛奶，还有猴头菇丁香茶。早上起床喝一杯温开水可以缓解便秘，降低心脑血管疾病的发生。牛奶可以稀释胃酸、中和胃酸，在胃的表面形成一层保护膜。猴头菇助消化，丁香理气，猴头菇丁香茶，药食同源以养胃。

四穴是指足三里穴、章门穴、中脘穴还有膻中穴。按压足三里可以促进消化，按压中脘穴可以温胃理气，按压章门穴可以解除胃痛，按压膻中穴可以调气养胃。

五怕是指怕冷、怕晚、怕多、怕快、怕压。怕冷，进食过多的寒性食物，会造成脾胃虚弱。怕晚，俗话说，晚上少吃一口，夜里舒服一宿，所以建议大家，晚上9点之后就不要再进食。怕多，吃得过多或过饱，会加重胃肠道的负担。怕快，细嚼慢咽才能保护胃黏膜。怕压，保持良好的情绪，才能维持胃的正常功能。

让我们一起捍卫健康，珍惜自己的生命，好好养胃。

供稿人：滨州市中医医院　王爽

打鼾是一种病，不容忽视

打呼噜就是睡得香吗？其实并不然，打鼾也是一种病，值得我们每一个人关注。喘息式、猪叫式、卡痰式、电钻式、吹哨式、呼吸暂停式，6种鼾声，你听到过哪一款？

如果反复出现打鼾甚至呼吸暂停的情况，大家要重视。如果频繁出现呼吸暂停，这是睡眠呼吸暂停低通气综合征（OSAHS）的临床表现，会导致机体出现一系列的病理生理改变。

睡眠呼吸暂停低通气综合征（OSAHS）是指由于各种原因导致的睡眠状态下反复出现呼吸暂停和（或）低通气、低氧血症、

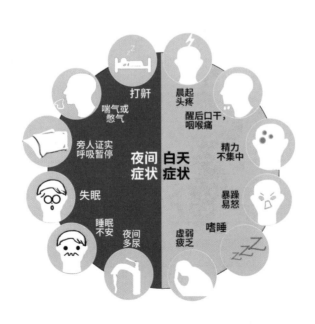

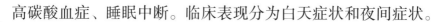

高碳酸血症、睡眠中断。临床表现分为白天症状和夜间症状。

白天症状：嗜睡、头晕乏力、头疼、烦躁、焦虑等。

夜间症状：打鼾、憋醒、多动不安、多汗、夜间多尿等。

如果出现了上述我们讲到的各种临床表现，建议大家做个多导睡眠监测的检查，进一步评估自己 OSAHS 的类型及适宜的治疗方式。

如何解决 OSAHS 这个问题呢？

首先，我们要养成良好的生活习惯，控制体重，尽量将 BMI 降到 24 以下；保持正确的睡姿，一般 OSAHS 患者建议取侧卧睡姿，减少舌后坠阻塞气道的风险；睡前禁酒，酒精会促进咽喉部的肌肉放松，加重打呼噜。

其次，可以做口腔操，锻炼咽部、颈部肌肉；可以佩戴呼吸机，进行持续正压通气治疗（CPAP 治疗），将正压气流通过机器送入气道，使原本闭塞的气道保持通畅；还可以使用口腔矫正器，

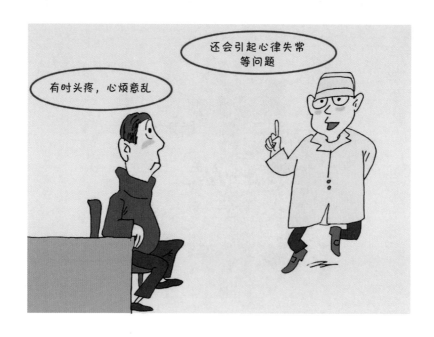

将下颌向前推，使舌部无法后移堵住喉咙。最后，手术治疗，如切割肿大的扁桃体、悬雍垂腭咽成形术、颏前移、硬腭部分截短术等，来改善气道阻塞。

中医对 OSAHS 也有独到的见解。中医认为，OSAHS 属于鼾症，可分为虚证和实证，常见病机为肺脾气虚、痰湿互阻，可以根据不同的病机，选用不同的中药治疗。

虚证临床表现为打鼾、张口呼吸、呼吸暂停，症状常在劳累后加重，还会伴有乏力、嗜睡、精神不能集中、纳差、大便稀等症状，舌脉可表现为舌淡胖、苔白、脉沉细无力。中药治疗可用补脾益肺的方法，可选用六君子汤或补中益气汤加减。

实证多由于疲劳、思虑过度、饮食不节等原因导致脾失健运，引起水湿内停，内生痰饮，痰饮阻滞气机，日久则导致痰瘀互阻、咽喉不利，引起打呼噜。临床表现除了打鼾、张口呼吸、呼吸暂停，常可伴有肥胖，咽部有痰、有异物感，胸闷等症状，舌脉可表现为舌淡暗、舌有瘀点、苔白腻、脉弦滑。中药治疗常用化痰散结、活血化瘀的方法，可选用导痰汤合桃红四物汤加减。

除了应用中药，亦可选用针灸、穴位贴敷、穴位按压等中医外治疗法。例如气虚体质的人可以进行针刺、艾灸或者按压膻中、内关、公孙、太渊等穴位；痰湿体质的人可以进行针刺、艾灸或者按压廉泉、丰隆、太渊、迎香、天突等穴位。也可以将中医外治疗法配合中药使用，效果更佳。

OSAHS 会给家庭及个人健康、工作、生活带来很多危害，不仅影响家庭成员的睡眠质量和患者个人白天工作情况，而且会导致各种并发症。OSAHS 患者常以心血管系统异常表现为首发症状和体征，可以是高血压、冠心病的独立危险因素。还可能导致各种类型的心律失常、肺心病和呼吸衰竭、脑血管病、内分泌系统疾病（如糖尿病、肥胖）、泌尿系统疾病（如尿频、肾功能损害等）。

关注打呼噜，隐形杀手要小心，积极配合治疗，给家人安静无忧的夜晚！

供稿人：山东中医药大学附属医院　毕俊杰

防治中暑的科学方法

中暑是夏季常见的一种热伤害，是由于人体在高温环境下过度受热，导致体温调节功能失常，出现发热、出汗、恶心呕吐、脱水等症状。中暑严重时，还可能导致昏迷、抽搐、休克等危及生命的情况。因此，防治中暑是夏季保持健康的重要课题。

一、如何预防中暑？

预防中暑的关键是避免人体过度受热，保持体温平衡。具体来说，可以采取以下措施。

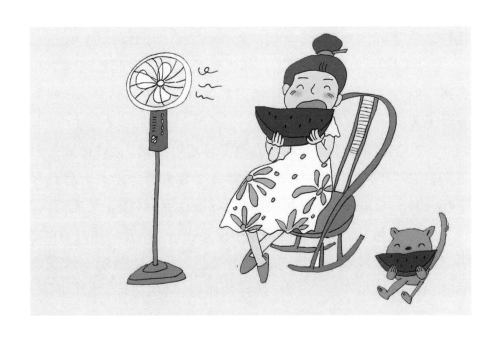

（1）避免在高温、高湿、无风或强光下长时间活动或工作，尤其是中午和下午时段。如果必须在户外活动或工作，应穿着透气、轻薄、宽松的衣服，戴帽子或遮阳伞，随身携带饮用水，并适当休息。

（2）注意室内通风和降温。使用空调或电扇时，应调节好室内温度和送风的风向，避免直吹身体。室内温度不宜低于26℃。

（3）多喝水。夏季出汗多，容易导致血液浓缩和循环障碍，因此要经常喝水。饮用水应清淡、凉爽、无刺激，如白开水、淡盐水、淡茶水、果汁等。

（4）适当调节饮食。夏季人体消耗大，需要补充足够的营养。应多吃清淡、易消化、富含维生素和蛋白质的食物，如新鲜蔬菜、水果、豆制品、鱼肉等。

二、如何识别中暑？

中暑有不同的类型和程度，根据临床表现可以分为以下几种。

（1）热痉挛。出汗过多，体内钠盐不足，引起肌肉痉挛和疼痛，患者一般神志清楚，体温正常或稍高，皮肤潮湿，脉搏和呼吸正常。

（2）热衰竭。由于长时间在高温环境下活动，人体体液丢失过多，血压下降、循环衰竭。患者表现为头晕、乏力、恶心、呕吐、出汗、皮肤苍白、脉搏快而弱、呼吸急促、体温正常或稍高。

（3）热射病。由于体温调节中枢受损，体温升高超过40℃，引起全身多器官衰竭。患者表现为高热、头痛、眩晕、谵妄、抽搐、昏迷、皮肤干燥、红斑、脉搏快而弱、呼吸急促、血压下降。

三、如何处理中暑?

中暑是一种紧急情况,需要及时处理,否则可能危及生命。处理中暑的原则是迅速降温,纠正水电解质失衡,保护重要器官的功能。具体方法如下。

(1)立即将患者转移到阴凉、通风的地方,脱去过多的衣物,让其平卧,抬高头部,保持呼吸道通畅。

(2)用冷水或酒精擦拭患者的全身,特别是头部、颈部、腋下和腹股沟等部位,以利于散热。也可以用冰袋或湿毛巾敷在这些部位上。

(3)给患者喝一些清淡的盐水或淡茶水,以补充水分和电解质。

(4)如果患者有抽搐或昏迷等严重症状,应立即拨打120或就近送往医院救治,切勿延误。

四、如何进行中医康复和养生?

李时珍曾提出:"粥与肠胃相得,最为饮食之妙。"意思是说喝粥能健脾益气、补充身体气津的亏耗。在此为大家介绍几款夏季适宜喝的粥品。注意:糖尿病患者饮食需遵医嘱。

1. 荷叶消暑粥

食材:荷叶 6g,砂仁 6g,粳米 50g。

功效:清热利湿、解暑生津、调理脾胃。

做法:将粳米洗净后放入两味药材,加 500ml 水,以大火煮开,转小火煮约 30 分钟至软烂。

2. 薏苡仁玉米须粥

食材:薏苡仁 15g,玉米须 6g,大米 50g。

功效:解热健脾、利水祛湿、补虚和胃。

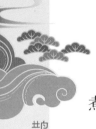

做法：将白米洗净后放入两味药材，加 500ml 水，以大火煮开，转小火煮约 30 分钟至软烂。

3. 苦瓜粥

食材：苦瓜半条，白米 50g。

功效：开胃醒脑、祛湿除烦。

做法：将苦瓜半条切薄片后焯出苦水，将白米洗净后加 500ml 水，以大火煮开，转小火，加入苦瓜后煮 10 分钟。

除了食养外，中医还有以下一些其他的康复和养生方法。

一是针灸。针灸是通过针刺或灸烧人体的特定穴位，以调节气血的运行和脏腑的功能。针灸治疗中暑的常用穴位有百会、风池、合谷、内关、足三里等。针灸可以清除暑邪，平衡阴阳，恢复体力。

二是拔罐。拔罐是利用罐子等器具对局部产生负压的作用，形成瘀血和刺激。拔罐治疗中暑常取后背的风门、风府、大椎等穴位。拔罐可以祛除湿邪，通畅经络，增强抵抗力。

供稿人：山东中医药大学附属医院　李春林

口腔溃疡，绝不是"上火"那么简单

　　相信绝大多数人都经历过一种痛——口腔溃疡，说话痛、喝水痛、吃饭痛。简单的一句话形容就是——小小的创口，大大的疼痛。口腔溃疡总是反反复复，让人实在是苦不堪言。难道又"上火"了吗？复发性口腔溃疡，绝不是"上火"那么简单。

　　口腔溃疡也叫口疮，典型表现就是反复发作的圆形或者椭圆形溃疡，具有"黄、红、凹、痛"的临床特征，即溃疡表面覆盖黄色假膜、周围有红晕带、中央凹陷、疼痛明显。该病具有周期性、复发性、自限性的特点。为什么口腔溃疡一直反反复复？它是什么原因引起来的？

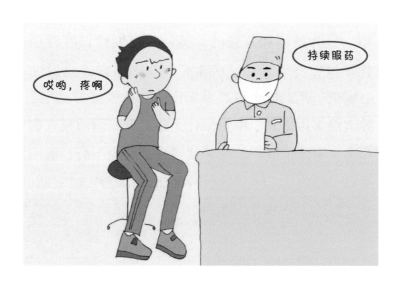

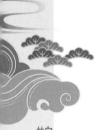

一、口腔溃疡的原因

1. 环境精神因素

有的患者在精神紧张、情绪波动、睡眠状态不佳的情况下发病，可能与自主神经功能失调有关。

2. 遗传因素

如果父母双方均患有复发性口腔溃疡时，那么子女80%~90% 患病，如果父母双方仅有一方患病时，那么子女50%~60% 患病。

3. 口腔黏膜损伤

刷牙不当或咬伤口腔黏膜，吃带刺或过硬的食物，龋齿或牙残根刺激唇舌黏膜，均可引起口腔溃疡。

4. 免疫因素

如果缺乏微量元素锌、铁、叶酸、维生素 B_{12} 等，可以降低免疫功能，增加复发性口腔溃疡发病的可能性。本病也与病毒、细菌感染以及自身免疫状况有关。

二、如何治疗口腔溃疡

从中医角度讲，口腔溃疡有心火旺盛、中焦湿热、阴虚内热等证型，最为难治和复杂的，被称为复发性口腔溃疡，长期反复发作，口腔疼痛难忍，严重影响生活质量。复发性口腔溃疡的核心病机包括心肝火旺、外寒内热、脾气虚等。

口腔溃疡多因上焦、中焦湿热之气引起，而涌泉穴归肾经，可收敛余火，因此，可通过艾灸涌泉穴，引火下行，滋阴潜阳，从而缓解口腔溃疡。注意，艾灸时要控制艾条与穴位之间的距离，以穴位感到温热、皮肤红润为宜。

针对偶发型口腔溃疡，也可取淡竹叶 10g、生甘草 5g，水煮开后当茶饮用，有利于清热去火，缓解口疮。

三、如何预防口腔溃疡

（1）保持健康饮食习惯，多食蔬菜水果，少食辛辣刺激性食物，避免上火。

（2）保证良好睡眠质量，尽量不要熬夜。

（3）生气是诱发和加重口腔溃疡的重要因素，因此要保持心情舒畅和乐观精神态度，学会纾解压力。

（4）科学刷牙，饭后漱口，减少口腔内细菌，刷牙动作控制力度，保护口腔黏膜。

（5）可适当进行运动，增强自身免疫力。

供稿人：青岛西海岸新区中医医院　张永雷

老年高血压患者的中医调护

一、何为高血压

高血压是最常见的慢性病，也是心脑血管病最主要的危险因素，其脑卒中、心肌梗死、心力衰竭及慢性肾脏病等主要并发症，不仅致残、致死率高，而且严重消耗医疗和社会资源，给家庭和社会造成沉重负担。高血压是指在未使用降压药物的情况下，非同日 3 次测量血压，收缩压 ≥ 140mmHg 和（或）舒张压 ≥ 90mmHg。收缩压 ≥ 140mmHg 和舒张压 ≤ 90mmHg 为单

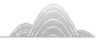

最近血压挺稳定

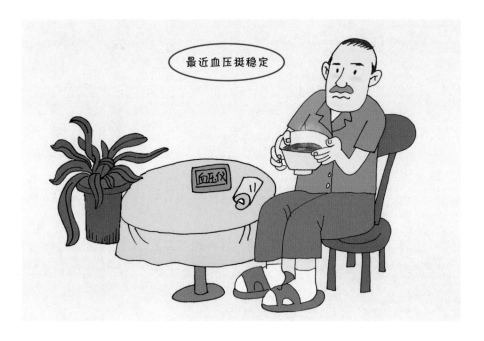

纯性收缩期高血压。患者既往有高血压史，目前正在使用降压药物，血压虽然低于140/90mmHg，也诊断为高血压。老年高血压患者除了必需的药物治疗外，也可以选择性地采取一些中医调护措施，辅助高血压的治疗。

二、艾灸治疗

主穴：百会、涌泉。

配穴：心、神门、肝、肾、内分泌（均为耳穴）。

治法：一般仅用主穴。

百会穴用雀啄灸。艾条点燃后，从远处向穴区接近，当患者感觉烫为1次，然后将艾条提起，再从远端向百会穴接近，如此反复操作10次即可停，灸壮与壮之间应间隔片刻，以免起疱。

涌泉穴用温和灸，可双侧同时进行。令患者取仰卧位，将点燃的艾条置于距穴位2~3cm处施灸，以患者感温热而不灼烫为度。每次灸15~20分钟。

上述灸法，均为每日1次，7~10次为1个疗程。效果不明显者可加用配穴，以王不留行籽贴压，每4小时自行按压每穴1分钟，每次按压一侧耳穴，双侧耳穴交替，每周换贴1次。

三、耳穴压豆治疗

主穴：降压沟、肝、心、交感、肾上腺、缘中。

配穴：枕、额、神门、皮质下。

治法：主穴每次取3~4穴，酌加配穴，每次选用4~5穴。在穴区寻得耳廓敏感点后，常规消毒，用胶布将王不留行籽或磁珠贴压在耳穴上，每天每穴按压4~8次，每次每穴5分钟，以感到胀、痛、热为度。左右耳穴交替按压，连续3天调换1次。治疗15~21天为1疗程。

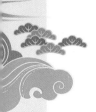

四、高血压患者的自我管理

定期测量血压，每1~2周应至少测量1次。

治疗高血压应坚持"三心"，即信心、决心、恒心。只有这样做才能防止或推迟机体重要脏器受到损害。

定时服用降压药，自己不随意减量或停药，可在医生指导下对现病情进行调整，防止血压反跳。

条件允许，可自备血压计并学会自测血压。

除服用适当的药物外，还要注意劳逸结合、注意饮食、适当运动、保持情绪稳定、保持睡眠充足。

供稿：山东中医药大学附属医院　刘朝阳

贪凉饮冷、烦躁疲惫
——小心面瘫来袭

    吹凉风，食冷饮，洗凉水澡，开窗吹风睡觉是大家常做的事，但很多人一觉醒来，就可能发现自己脸麻了，嘴巴歪了，刷牙的时候嘴巴漏水，一只眼怎么也闭不上，去医院一看，竟然得了面瘫。

    首先说，什么是面瘫？面瘫分为中枢性面瘫和周围性面瘫，中枢性面瘫常由颅内感染或出血、中枢神经脱髓鞘引起。临床上周围性面瘫比较常见，也就是大家所说的"受风后"出现的面瘫。周围性面瘫又叫面神经麻痹、面神经炎，中医以症状描述叫"口僻"，也即俗称的"掉线风"，是以面部表情肌群运动功能障碍为主要特征的一种疾病。面瘫发病人群广泛，小到婴儿，大到百岁老人，都可能发生。中医认为面瘫主要是正气不足，络脉空虚，外邪乘虚而入面部，痹阻经络，使面部经脉失养所致。

    为什么会面瘫？面瘫一般发生在凉风凉水刺激、开窗睡觉吹风、长时间熬夜、过度劳累、情绪不良、创伤或者疾病等各种原因造成的免疫力下降之后。

    周围性面瘫的发病比较急，一觉醒来可能就出现眼睑闭合不全，额纹、鼻唇沟变浅，口角歪斜，刷牙漏水，鼓腮漏气，吃饭留食，耳心及耳后疼痛等症状，严重的会影响到患者的生活和工作，还有人会伴有同侧耳后、耳内或面部轻度疼痛。因为面神经受损部位不同，有人还可以出现听觉过敏、舌前 2/3 味觉减退等症状。

面瘫的这些症状一般在 1 周内急性出现并逐渐加重。1~2 周开始恢复，有 20% 左右的人不能完全恢复，会留后遗症。所以出现症状后需要尽早治疗，避免留下后遗症。

中医的常见治疗方式主要是针灸配合中药。针灸是治疗面瘫最佳手段之一，疗效很好。通过针刺穴位，达到活血通络、疏通经脉的作用，恢复正常的面部功能，消除面瘫症状。口服中药是治疗面瘫最基本也是最有效的方法之一。根据中医辨证及疾病分期选取天麻钩藤饮、大秦艽汤、牵正散、补阳还五汤等。西医治疗上以口服抗病毒类药物、营养神经类药物及激素类药物为主。口服药物要谨遵医嘱，建议到正规医疗机构就诊，不要自行随意用药，以免产生不良反应。

得了面瘫后除了就医，在生活中也要特别注意：避风寒，避免空调、风扇直吹面部、头部；注意眼角膜及结膜的保护，防止粉尘侵袭引起眼睑周围炎；避免过多使用电脑、手机等；按医嘱按摩面部，顺肌肉纹理走向按摩患侧，用力适度、柔和，按摩至面部有微热感为宜；糖尿病患者严格控血糖。

治疗的中后期，神经功能恢复后可以练习做面瘫康复训练操，进行面部肌肉功能锻炼，促进神经肌肉功能恢复，如抬眉、用力闭眼、鼓腮、示齿、微笑等。早期面肌功能锻炼重在小动作引导，采用微小动作下循序渐进的方式引导患侧肌肉收缩。

同时要避免很多过度用力的动作，如吹气球、用力眨眼等。

有很多人说面瘫超过3个月会有后遗症。这个说法没有绝对的临床依据，周围性面瘫一般在1个月左右大部分恢复或痊愈，个体差异或早期处理不理想可导致康复时间相应延长，总体预后良好，很多病程超过3个月的面瘫患者在积极进行治疗后都取得了很好的疗效，大家不必紧张，只需积极配合治疗，日常做好防护即可。

我们该如何正确防护？提高自身免疫力是预防面瘫的最佳方法。生活中少吃生冷、油腻、刺激性食物，多食新鲜蔬菜、粗粮。适当活动，加强身体锻炼，注意休息，避免过度劳累。勿用冷水洗脸。每晚睡前用热水泡脚10~20分钟，按摩足底。注意用眼，减少光源刺激，少看手机、电脑。心态平和，不要过度担忧焦虑，保证良好的睡眠。

供稿人：山东中医药大学附属医院　李春林

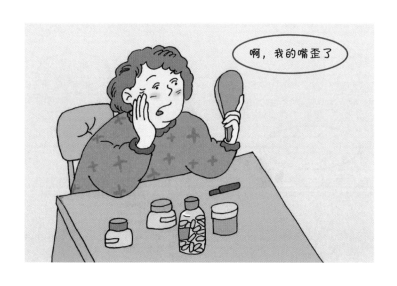

中老年骨质疏松防治

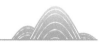

经常听到中老年人这样说："我平时经常吃钙片，怎么还会得骨质疏松呢？"其实骨质疏松是人体生理性衰老在骨骼方面的一种表现，吃钙片虽可以满足机体正常生理活动对钙的需求，但并不能从根本上解决人体脏腑与骨骼功能退化的趋势。从中医养生角度来讲，预防及延缓骨质疏松，不仅要治"标"（即补钙），更要在日常生活中注重养护（即"治本"）。唯有标本兼治，才能收到良效。

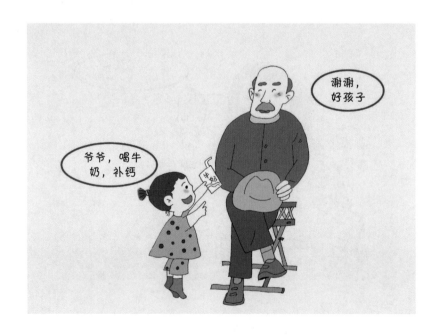

一、饮食有节

民以食为天，人以水谷为本。肥甘厚味不宜多食，过则伤脾胃，易生痰、化火，酿生病变，应保护脾胃、培补后天之本。

骨质疏松的老年人常会以补肾的食物进补，如羊肉、海参、山药、栗子、桑椹、枸杞子、黑芝麻、核桃、莲子等，但要注意不可过度进补、以药代食。药食两用之品固然安全，但也不可长期食用。此外，应注意多食含钙丰富的食品，如奶制品、豆制品等，对于延缓衰老、防治骨质疏松有益。日常生活中避免吸烟饮酒，饮食要均衡，做到品种多样化、粗细搭配，以清淡、易消化为主。

二、动静相宜

中医认为，形与神是统一的，调神与养形紧密结合是中老年养生保健之大法。只有形神共养、动静结合，才能防病抗衰，健康长寿。适度运动能加强肌肉力量、增加骨量，是对骨骼的良性刺激。但需要注意的是，老年人运动保健应适时适量，活动强度不应超越其所能承受的限度，过量运动会适得其反。明代徐春甫《养生余录》记载："人体欲得劳动，但不当使极尔。"指出养生要循序渐进，持之以恒，做到"形劳而不倦"，才能收到健身的效果。散步、游泳、骑行、打太极拳、练八段锦和易筋经等，都可使老年人筋骨健壮、气血流通。

三、固肾护精

肾精是生命之根本，张景岳认为早衰的产生是由于不知摄生，损耗精气，所谓"残伤有因，唯人自作"，指出欲保生重命者，尤当爱护阳气，重视阴精在养生中的作用。老年人肾气已衰，肾精已亏，元阳耗散，更应该注意节欲惜精，养护阳气。聚存阴精才能养护阳气，使阳有所依；保全阳气又有助于生化阴精，使阴有所化。精足髓旺，则骨骼得以充养坚强。

四、天人合一、阴阳平衡

我们提倡顺应自然界生息规律，日出而作，日落而息，起居有常，不妄劳作。只有劳逸结合，才能达到延缓衰老、防治骨质疏松症的目的。

供稿人：山东中医药大学附属医院　于子夫　毕鸿雁

股骨头坏死的中药治疗

一、股骨头坏死的概述

股骨头坏死是一种常见的骨科疾病，也称为股骨头缺血性坏死或股骨头无菌性坏死。它是指股骨头血供受损或中断，导致骨髓成分及骨细胞死亡及随后的组织修复，继而导致股骨头结构改变及塌陷，引起患者髋关节疼痛及功能障碍的疾病。股骨头坏死的症状主要包括髋关节疼痛、僵硬和活动受限，严重时可导致患者行走困难和残疾。

二、股骨头坏死西医治疗的局限性

对于股骨头坏死，西医治疗可以让患者服用非甾体类止痛

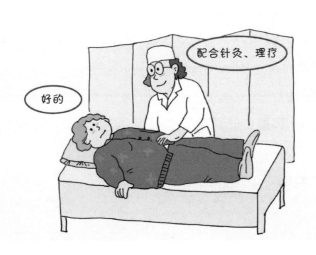

药物以缓解疼痛，如布洛芬、吲哚美辛等。但长期服用非甾体类止痛药物会造成患者胃肠道的损伤。对于一些股骨头坏死晚期的患者而言，髋关节置换是主要治疗手段，但髋关节置换手术本身有一些并发症的风险，包括感染、下肢深静脉血栓形成及肺栓塞等。置换的假体存在使用寿命的问题，目前假体的使用寿命理论上为 30 年，但由于医生手术水平不同、材料不同、患者身体状况不同、关节使用的程度不同，置换后的关节可能远远达不到理论年限。而且越年轻的患者，关节运动往往越剧烈，特别是从事重体力劳动的患者，假体磨损可能会更严重，几年以后甚至是十年以后就需要翻修。

三、股骨头坏死的中药治疗

中药治疗股骨头坏死的一些方法已经经过长期应用，得到了广泛的认可，并且其疗效较好。股骨头坏死的具体治疗主要根据分期，如果股骨头坏死已经到了非常晚期，疼痛很严重，活动受限比较明显，一般建议进行关节置换。如果是早期，一般还是通过口服中药进行治疗。中药效果还是比较好的，主要是通过活血化瘀的中药来改善血液循环，促进股骨头的血液供应，从而缓解疼痛和改善关节功能。常用的中药包括当归、川芎、桃仁等。随后可服用补肾壮骨的中药来促进骨骼的生长和修复，从而改善股骨头的血供和结构。常用的中药包括淫羊藿、巴戟天、补骨脂等。

患者尽量不要自己用药，而应通过找医生面诊进行辨证治疗。口服中药以后还可以系统地进行中医治疗，可以配合针灸、理疗、功能锻炼等，促进恢复。

供稿人：济南市中医医院　张宝峰

骨关节炎的预防

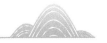

　　骨性关节炎是一种慢性关节疾病，它的主要病变是关节软骨的退行性变和继发性骨质增生。其主要表现是膝关节疼痛，可出现典型的"休息痛"与"晨僵"，随着年龄的增加，症状会愈加明显。治疗的目的是减缓关节的退变进程，尽量避免出现症状，并减轻疼痛和不便。

一、控制体重

　　预防骨性关节炎的核心是要控制体重，减小对膝关节的压

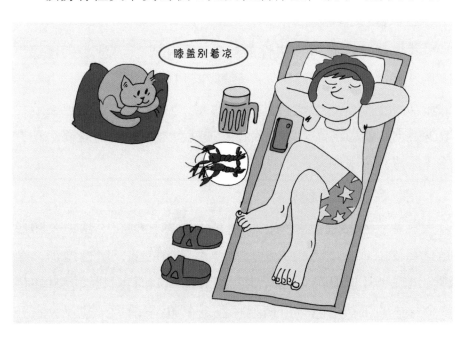

膝盖别着凉

力。举一个简单的例子，汽车靠轮胎来负重，可一旦汽车超载，那么轮胎的压力就会异常增加。同理，人的负重要通过膝关节来承担，如果超重，膝关节的负荷就会异常增加，长此以往，膝关节的磨损就会很严重。但如若能将体重控制到适当范围，那人体自身重量对膝关节的损害就会减轻。

二、加强关节保暖

膝关节没有厚实的肌肉保护，髌骨外只有简单的皮肤覆盖，包裹着韧带、血管、神经，因此膝关节极易受到外界温度变化的影响。寒冷会增加关节疼痛的风险，如果在膝关节周围不进行保暖，那么血液循环减慢，血液不通，很容易"不通则痛"，因此，加强关节保暖是预防骨关节炎的重要措施。建议在冬季和潮湿的天气中穿厚袜子，或使用护膝和保暖内衣等来保持关节温暖。此外，应避免长时间待在空调房间中，以减少低温对关节的刺激。

三、保持适量运动

我们建议选择低冲击性的运动，如散步、游泳、瑜伽等，避免过度负重和剧烈运动，一般推荐每日步行 6000 步左右。适量运动可以增强关节周围肌肉的力量，从而更好地保护关节，减少磨损。如果剧烈运动，软骨磨损就会加重。因此既要运动，还要保持一定限度。

四、合理安排工作

中老年人要避免久蹲，特别是下蹲着长时间干活，久蹲后起身常较困难。中老年人半月板弹性已经降低，脆性增加，久蹲会出现半月板损伤。另外，当我们脚部不动而盲目旋转身体时，整个身体的扭动可能会损伤半月板。在 40 岁前后，建议大家开始补钙，或服用补肾壮骨的药增加骨骼强度，保护骨骼功能。

五、适当进行功能锻炼

骨性关节炎的治疗和预防有一个比较重要的方法，就是功能锻炼。进行功能锻炼可以增强膝关节的力量，预防和减缓关节的退变。第一个为直立运动，人保持站立，下肢双腿紧绷，用力往上提肛，一段时间后进行放松，紧绷与放松交替进行。第二个为坐位运动，在座位上将大腿紧绷然后放松，同样交替进行。第三个为平躺运动，在床上平躺，将下肢伸直，一条腿直腿抬到足跟离床面 15cm 左右，坚持几分钟，直到感觉支持不住，再练另一条腿，二者交替训练即可。

总之，预防骨关节炎需要从多个方面入手，包括保持适量运动、保持正确的姿势、合理安排工作和生活、加强关节保暖及减轻心理压力等。通过积极预防，可以有效地降低患骨关节炎的风险。同时，对于已经患有骨关节炎的患者来说，积极采取上述预防措施也可以减缓疾病的进展，提高生活质量。

供稿人：济南市中医医院　张宝峰

腰痛不一定是腰椎间盘突出症，正确进行功能锻炼很重要

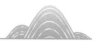

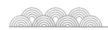

　　腰痛是一种常见的症状，很多人会将其与腰椎间盘突出症联系在一起。然而，腰痛并不一定是腰椎间盘突出症的表现。对于腰痛，正确进行功能锻炼至关重要。

一、腰痛的病因

　　腰痛可能有多种病因，其中最常见的包括如下几项。

　　腰椎间盘突出：腰椎间盘发生退行性病变，腰椎间盘突出，压迫神经根而引起的腰痛。

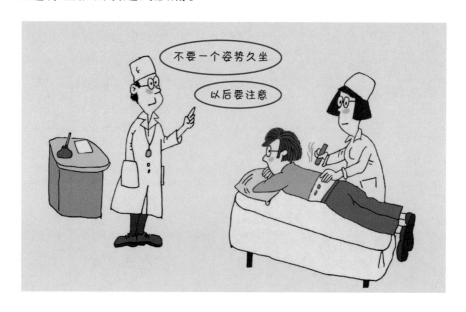

腰部肌肉劳损：长时间保持同一姿势，如久坐、长时间弯腰等，可能导致腰部肌肉疲劳、紧张，引发腰痛。

腰椎小关节紊乱：腰椎小关节失去正常对合关系，活动时可能出现腰痛。

急性腰扭伤：腰部肌肉、筋膜等软组织因外力作用突然受到过度牵拉而引起急性撕裂伤，常发生于搬抬重物、腰部肌肉强力收缩时，腰部疼痛与活动受限是其主要表现。

其他疾病：如肿瘤、风湿性疾病等也可能导致腰痛。

二、腰椎间盘突出症的病因

腰椎间盘突出的形成实际上有好多原因，归根结底是椎间盘退变，最主要的还是腰椎的不稳。举个例子的话，就像原来电线杆，除了上面电线以外，下面有好多斜拉的钢丝索，用于稳定电线杆，如果哪一根松了，电线杆便很容易开始晃，一晃就不稳了。

三、正确的功能锻炼

我们治疗椎间盘突出症，除了中医中药、针灸推拿这些方法以外，正确的功能锻炼至关重要。功能锻炼的目的在于减少复发。如果不是腰椎间盘突出症，比如说小关节紊乱、急性腰扭伤、慢性的腰肌劳损，通过锻炼还能够达到一个治疗的效果。锻炼我们提倡做五点支撑，让患者仰卧在床上，两膝屈曲，脚踩在床上，然后用肩甚至可以加上肘，把屁股、臀部抬起来成一个弓形，就是把臀部提起来以后像一个桥一样支撑，感到疲惫即可放下，早晚各做 15~20 分钟即可。这种锻炼主要是练腰背肌。这个运动有些人用头支撑，这里建议一定要避免用头支撑，否则最后腰可能不痛了，反而出现颈椎病。还有一种锻炼叫小燕飞，头、四肢往上翘，用肚子这一点支撑。小燕飞年轻人能做，中老年人一般做不了。

椎管狭窄的患者不建议做五点支撑和小燕飞。

另外，还有一个叫平板支撑。平板支撑是用胳膊肘、脚使劲，让身体呈一条直线来撑着，尽量撑，包括我们的五点支撑也是一定要坚持住撑，不是一下一下的运动，坚持撑住，累的话歇一会，起来再撑。对有些病，比如急性的腰扭伤、小关节紊乱、腰肌劳损等，坚持锻炼基本上就能够治愈，而且还能够预防腰椎间盘突出的复发。

四、总结

腰痛不一定是腰椎间盘突出症的表现，可能是由多种病因引起的。腰椎间盘突出和以上所提到疾病的区别在于腰椎间盘突出一定会有腰痛，并伴随着下肢的疼痛和麻木，甚至是无力。小关节紊乱、急性腰扭伤、腰肌劳损没有下肢症状，这是鉴别要点之一。如果腰痛但是没有下肢症状，我们推荐直接进行功能锻炼。面对腰痛时，正确进行功能锻炼至关重要。通过进行正确的功能锻炼和采取预防措施，可以缓解腰痛症状并预防腰痛的发生。

供稿人：济南市中医医院　张宝峰

青少年脊柱侧弯怎么办，推拿整脊正当时

近年来，我国儿童青少年脊柱侧弯的发病率呈逐年上升趋势，已成为继肥胖症、近视之后，危害我国儿童青少年健康的第三大"杀手"。防控脊柱侧弯的形势严峻，需要引起大家尤其是广大家长的重视。

一、什么是脊柱侧弯

脊柱侧弯是指背部的脊柱向一侧或双侧偏移躯干的中轴线，

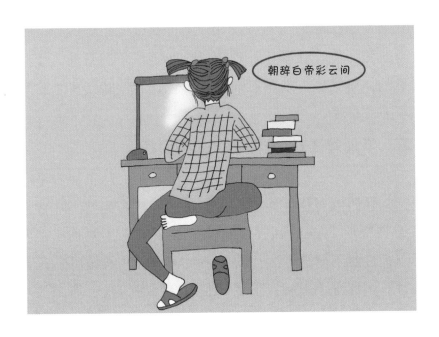

朝辞白帝彩云间

形成"S"形弯曲，按病因学可分为特发性脊柱侧弯和其他类型脊柱侧弯。儿童青少年脊柱侧弯常为特发性，其中 10~18 岁占特发性脊柱侧弯总量的 75%~80%，从性别看，以青春期女孩为主。

二、中医如何认识脊柱侧弯

青少年脊柱侧弯属于中医学的"小儿驼背""龟背病"的范畴，其病因多为先天禀赋不足，后天脾胃功能较差，身体瘦弱。整脊推拿是治疗青少年脊柱侧弯的有效方法。脊柱侧弯的危害如下。

1. 影响脊柱功能

脊柱侧弯可导致部分脊柱功能受限，引起腰背部疼痛等问题，严重的会引起瘫痪，影响正常生活。

2. 影响心肺功能

严重的胸椎侧弯会导致胸腔扭转畸形，限制孩子的心肺发育，影响心肺功能，活动量稍大患者即出现心慌胸闷气短。

3. 影响身心健康

脊柱侧弯会导致脊柱外观畸形，影响孩子的身高，使其出现明显的体态失衡，严重影响个人形象，会使孩子产生自卑、焦虑等不良心理。

三、发现脊柱侧弯怎么办，如何治疗

正常情况下，脊柱位于人体的背部正中，从正面看呈一条直线，并且两侧对称。如果家长发现孩子双肩高度不一致；肩胛部骨不等高、凹凸不平；大小胸；腰部左右不对称，褶皱深浅不一；骨盆不对称，大小臀；下肢不等长（长短腿）；直腿弯腰时双侧背部不对称，形成"剃刀背"等情况，那么孩子极有可能是脊柱侧弯，需要及时带孩子就医，进行专业的脊柱评估和治疗。

对于20°以内的脊柱侧弯，可以通过推拿手法、姿势训练等方法进行矫正；侧弯角度20°～40°者，可通过支具；侧弯大于40°者，需要考虑是否进行手术矫正治疗。青春期孩子由于骨骼尚未发育成熟，身体快速生长，骨髓是活跃的红骨髓，因此骨骼容易重塑，脊柱侧弯相对易矫正，但也易复发，此期是积极干预的最佳时期。

《医宗金鉴》提出：脊柱病病机在于"骨错缝、筋出槽"，强调经筋与骨骼的关系。中医治疗青少年脊柱侧弯，可通过推拿手法按揉刺激脊柱椎旁穴位，理顺椎旁肌肉、韧带等软组织，放松椎间关节，然后以脊椎的棘突旁和横突为靶点，进行整脊矫正，通过整脊枪穿筋透骨的快速击打，纠正错缝的椎节，使出槽的经筋回位，疏经通络，改善筋骨营养，利用机体自我修复的机制，恢复筋骨的张拉支撑结构与功能，最终达到"形与神俱，筋骨同体"。

四、脊柱侧弯的预防

脊柱侧弯需要早发现、早干预、早矫正。若治疗不及时、不专业，或未接受治疗，患者的侧弯角度很可能会进一步加大，10~16岁的青少年时期是控制脊柱侧弯发展的关键阶段。当然脊柱侧弯的防控更为重要，学习时桌椅高度要适宜，姿态要正确；适当运动，避免久坐；饮食方面增加鱼类等高蛋白饮食以增强体质。

供稿人：泰安市中医医院　解洪刚

笑尿了？中医特色疗法助您开怀大笑不尴尬

打个喷嚏、上个楼梯、跳了个绳，甚至仅仅是大笑了几声，就漏尿了，好尴尬。今天带大家了解一下影响妇女生活质量最常见的问题之一——压力性尿失禁。

一、什么是压力性尿失禁

压力性尿失禁是尿失禁的最常见类型，多见于腹压增加时

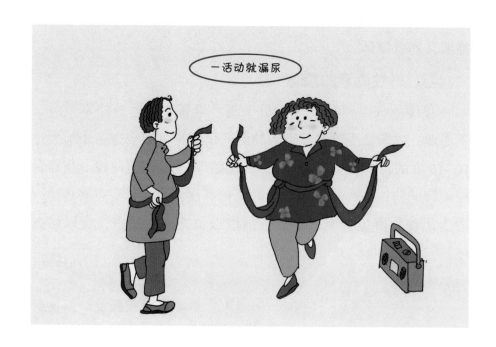

一活动就漏尿

尿液不自主漏出，以喷嚏、咳嗽、快步行走、跑跳等活动时多见，并未伴随尿急、尿频症状。

轻度：偶发，喷嚏、咳嗽时出现，平时不用尿垫。

中度：频繁，需用尿垫，日常活动如跑跳、快步行走等造成腹压增加的活动时。

重度：轻微活动就出现尿失禁。

我国成年女性接近 20% 出现压力性尿失禁，高发年龄为 50~59 岁，与女性的生育方式、胎儿大小、生育次数、盆腔手术、吸烟、便秘、长期高强度体力劳动等因素关系密切。

二、压力性尿失禁的治疗

目前，压力性尿失禁以药物、盆底肌锻炼及手术等为主治疗。近一半的患者经过药物治疗和盆底肌锻炼能够改善症状。盆底肌锻炼无创伤，经济成本低，可长期坚持。但随着女性年龄增长，雌激素下降，部分女性尿失禁程度会加重，这时就有可能需要进行手术治疗。

中医认为，尿失禁的病位在膀胱，病机为肾气不足，脾气亏虚，膀胱失去固摄约束。尽管尿失禁病位在膀胱，但与其他脏腑密切相关。肾为先天之本，主导尿液的排泄；脾胃调节全身气机，帮助津液上下升降有序，从整体上对排尿进行调节。肾气不足则肾脏无法正常发挥功能，无法主导尿液的正常排泄；脾虚则导致津液升降失常，最终又会影响肾脏，导致膀胱的约束、固摄功能下降，引发尿失禁。

临床上，运用针灸、穴位贴敷、穴位埋线等对压力性尿失禁进行早期干预，效果理想。针灸多从益气固摄、温阳补肾方面着手，选择中极、足三里、气海、肾俞、三阴交等穴位。穴

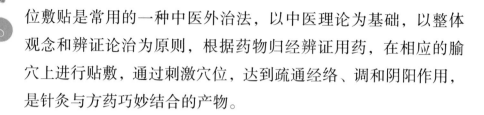

位敷贴是常用的一种中医外治法，以中医理论为基础，以整体观念和辨证论治为原则，根据药物归经辨证用药，在相应的腧穴上进行贴敷，通过刺激穴位，达到疏通经络、调和阴阳作用，是针灸与方药巧妙结合的产物。

供稿人：曲阜市中医院　裴友翠

发现子宫肌瘤怎么办

很多女性健康体检时发现子宫肌瘤，于是就有很多疑问：为什么会长子宫肌瘤呢？听说中医治疗能让子宫肌瘤变小，这是真的吗？得了子宫肌瘤一定要手术治疗吗？下面就来解答这些疑问。

一、为什么会长子宫肌瘤

子宫肌瘤属于中医"癥瘕"范畴，其发生主要是由于机体

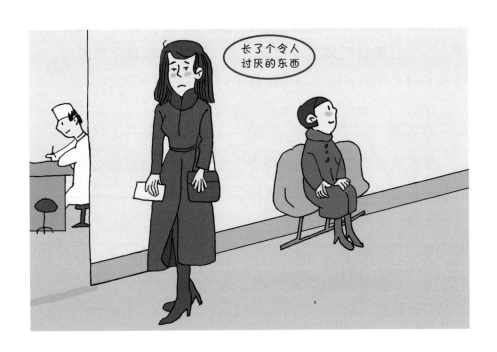

长了个令人讨厌的东西

正气不足，风寒湿热之邪内侵，或情志因素、房事所伤、饮食失宜，导致脏腑功能失常，气机阻滞，瘀血、痰饮湿浊等有形之邪凝结不散，停聚于下腹胞宫，日月积聚，逐渐而成。

现代医学角度，子宫肌瘤发生的具体机制目前尚不明确，但研究发现，肌瘤的发生与以下几个因素相关。

1. 年龄

年龄与子宫肌瘤的发生密切相关。育龄期女性子宫肌瘤的患病率超过 20%，但大部分绝经后女性的子宫肌瘤会萎缩变小。初潮年龄在 11 岁之前的女性，子宫肌瘤的患病率可增加到 48%，可能与初潮年龄提前，机体受性激素作用的时间相对较长有关。

建议：如果肌瘤不大，也无临床不适，定期随诊即可，说不定等到绝经后它就慢慢萎缩了。

2. 种族、饮食习惯

针对美国女性健康的研究表明，黑人女性子宫肌瘤的罹患率远高于白人女性，临床症状也更明显。多年酒精与咖啡因的摄入与子宫肌瘤的发生发展具有相关性。多项研究都表明，蔬菜水果的充分摄入可以显著降低子宫肌瘤的发生率。

建议：尽量不饮酒，适量饮用咖啡。

3. 激素

子宫肌瘤是激素依赖性肿瘤，当机体处于雌激素高水平时，肌瘤生长速度明显加快，而绝经后肌瘤会缩小。

建议：不要乱吃保养品，让你皮肤变美的补品很可能含有激素哦。

二、有办法让肌瘤变小吗

子宫肌瘤一般不会随月经周期明显变化，但在长期雌孕激素的作用下，子宫肌瘤可能逐渐增大，一般到了绝经期才可能变小萎缩。那有没有药物可以让肌瘤变小呢?

目前西药治疗主要用于准备手术前的短期治疗，缩小肌瘤和子宫大小，以便于达到微创手术条件；或者备孕前短期药物控制，达到妊娠条件；或者围绝经期患者可以通过药物诱导绝经。然而药物能够短期控制子宫肌瘤引起的相关症状，但不适合长期使用，一旦停药，子宫肌瘤还会继续增大。

中医药治疗癥瘕，在选择非手术治疗癥瘕的适应范围后，辨证论治。中医药着重整体调理，对改善症状、缩小瘤体、调经、助孕、安胎有确切疗效，且无明显毒副作用。子宫肌瘤手术后，服用中药汤剂对于防肌瘤复发、促进术后恢复、防止手术后盆腔粘连具有非常好的疗效。

另外，中医外治法对子宫肌瘤也有很好疗效。

外治法是治疗中医妇科疾病的一种常用方法。中医外治法历史悠久，早在《黄帝内经》已有记载，沿用至今，在理论研究、药物剂型、适用范围等方面均有了长足发展。中医外治法治疗子宫肌瘤具有疗效好、副作用少的优势。具体外治方法如下。

1. 中药封包外敷

选取部分活血化瘀类中药，研磨成粉，封包加热后外敷于少腹，通过腹部静脉丛，使药物吸收渗透，直达子宫而发挥作用。

2. 中药灌肠

将中药浓煎后保留灌肠，使药物经直肠吸收，增加盆腔循环中药物浓度，达到活血消癥的目的。

建议：药量宜循序渐进，临睡前排空二便后注入，保留至次晨疗效更佳。月经期及异常子宫出血者不可用。

3. 针灸治疗

以针灸针刺入人体穴位，通过捻转提插等手法使患者产生酸麻重胀等针感，调整人体阴阳气血，使阴平阳秘、气血调和，从而起到治病的作用。对于临床上肌瘤体积小、数目少的患者具有一定疗效，并且可有效减少术后肌瘤复发。

三、子宫肌瘤一定要手术治疗吗

子宫肌瘤是妇科常见良性肿瘤，没有明显症状时也不易被发现，所以定期进行妇科查体是有必要的。即使确诊，也不要过于担心，并不是所有的子宫肌瘤都需要手术治疗，治疗方案因人而异，应该在专业医生指导下辨证施治。

供稿人：山东中医药大学附属医院　丁萍萍

支原体肺炎莫恐慌，
中医中药来帮忙

秋冬季节，肺炎支原体（以下简称支原体）感染来势汹汹，各大医院人满为患，经常出现儿童肺炎支原体肺炎（以下简称为支原体肺炎）高发的情况。而且支原体肺炎的主要特点，就是部分患儿对常规用药疗效不佳，存在耐药的情况。部分家长比较恐慌，就诊时常常会急切地询问大夫："我家孩子是不是支原体感染，感染后会不会成白肺啊？""大夫，我家老大是支原体肺炎，老二是不是也是啊？"等等。这里就针对支原体感染，给大家做一详解。

一、什么是肺炎支原体

肺炎支原体是一种介于细菌和病毒之间、目前世界上已知能独立生存的最小微生物。肺炎支原体无细胞壁结构，像是没有穿"外套"的细菌。感染肺炎支原体后可以引起上呼吸道感染，也可以引起支气管炎、肺炎，所以肺炎支原体感染不等于肺炎支原体肺炎，大家不要"谈支原体色变"，并不是所有的支原体感染都需要住院。

二、支原体肺炎有哪些症状

支原体肺炎以发热、咳嗽为主要表现，发热以中高热为主，咳嗽较为剧烈，可伴有头痛、流涕、咽痛、耳痛等，部分患儿可有喘息。肺部体征早期大多不明显，因此有"症状重、体征轻"的特点。

三、支原体肺炎常在哪些季节流行？如何传播

支原体肺炎可发生在任何季节，我国北方地区以秋冬季多见，南方地区则是在夏秋季节高发。该病主要通过飞沫和直接接触传播，潜伏期为 1 周至 3 周。

四、肺炎支原体耐药是什么意思

耐药是指微生物通过多种形式获得对抗生素的抵抗作用，逃避被杀灭。微生物产生耐药性使原本有效的抗生素的治疗效果降低或丧失，这也就是为什么部分孩子应用阿奇霉素或者红霉素等大环内酯类抗生素效果不明显的原因。

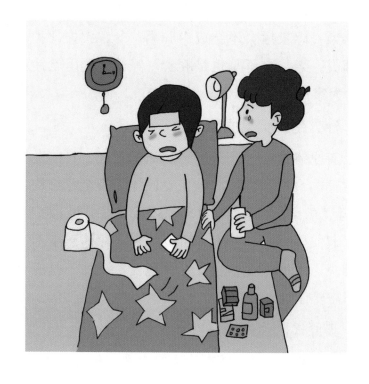

划重点：有家长会问，我家孩子从来没有感染过肺炎支原体，也没吃过抗生素，怎么会耐药呢？

耐药不是说某个个体对大环内酯类抗生素耐药，而是感染的肺炎支原体本身就是耐药的肺炎支原体，这跟机体以前有没有感染过肺炎支原体无关。

五、支原体肺炎的常用治疗药物有哪些

目前，一线治疗的药物主要是大环内酯类抗生素，常用的药物包括阿奇霉素、红霉素、克拉霉素等。如患者对大环内酯类耐药，可选择新型四环素类、喹诺酮类抗生素，但是，四环素类会导致牙齿发黄或牙釉质发育不良等不良反应，应用于8岁以上患儿；喹诺酮类可能对骨骼发育产生不良影响，18岁以下儿童使用受到限制。这两类药对儿童的生长发育有一定影响，因此须在医生指导下充分评估利弊后应用。

六、治疗支原体肺炎，中医中药的效果如何

肺炎支原体肺炎，属于中医"肺炎喘嗽"范畴，临床上，早期与急性期以风热、痰热、湿热证多见。临床实践发现，中医药早期介入，与大环内酯类抗生素一起使用治疗支原体肺炎，具有协同增效作用。尤其对于耐药支原体肺炎，不仅可以有效缩短发热时长、减轻咳嗽症状、促进炎症吸收、加快肺康复，还可以明显缩短病程。中医药治疗儿童肺炎支原体肺炎具有多成分、多靶点、不易耐药、副作用小、标本兼顾等优势，因此，辨证使用中医药十分重要。而且针对支原体肺炎后期，患儿体温稳定，但遗留长期咳嗽的问题，辨证口服中药疗效确切。此外，穴位贴敷、中药熏洗等中医外治疗法的辅助可以明显改善患儿症状，缩短疗程，提高患儿生活质量。对于恢复期患儿的调理，

提高其自身免疫力，防止复发也尤为重要。

七、支原体肺炎饮食上有什么需要注意的

首先，饮食宜选择清淡、营养丰富且易消化吸收的食物，以米面五谷类为主，补允适当的蔬菜等养脾胃。小朋友生病后会食欲不振，家长应为其准备色香味俱全的食物，提高孩子的食欲，但要注意少食煎炸、寒凉、肥腻之品及慎食刺激性食物。

其次，要适当补充水和无机盐，纠正酸中毒、电解质紊乱。因为适当补充液体，可以促进退热，还有助于气道的湿化、稀释痰液，利于痰液的咳出。咳痰明显时，还可辅助机械排痰、叩击排痰等物理疗法。

再次，脾胃功能恢复后，再适当喝一些补益的汤水等，增强抵抗力。但要注意的是，若此时家长急于进补，不但起不到补益的作用，反而增加胃肠负担，造成积食，变生其他疾病。

八、肺炎支原体感染如何预防

目前还没有预防肺炎支原体感染的疫苗。预防肺炎支原体感染，最重要的是养成良好的个人习惯。

（1）多通风，不去人员密集的场所，戴好口罩，做好个人防护。

（2）勤洗手，养成良好的卫生习惯。

（3）加强锻炼，保证充足的睡眠。

（4）均衡营养，合理膳食，多食用润肺生津、养阴清燥的新鲜果蔬，提高孩子的免疫力。

供稿人：山东中医药大学附属医院

焦阳　张恒　贾广媛

儿童呼吸道感染莫慌张，中医外治有妙招

天气渐渐变冷，昼夜早晚温差加大，细菌病毒开始肆虐。入冬以来，各地呼吸道疾病的发病率都有所上升，尤其像流感、肺炎支原体、腺病毒感染等，混合感染的患者也不在少数，且患者以儿童为主。

患儿大都有发热、咳嗽、鼻塞、流涕等呼吸道疾病症状。有的伴随全身症状，全身不适、头痛、乏力，个别孩子会有食欲下降、呕吐、腹泻、腹痛等消化道症状。

一、为什么儿童易发生呼吸道感染呢

中医认为该病的病因主要有外因和内因两大类。

一方面来源于外因，即感受外邪。每年的秋冬季都是呼吸道疾病的高发季节，秋气通于肺，小儿具有"脏腑娇嫩，形气未充"的生理特点，易感受外邪。另一方面是内因，主要与机体的阳气逐渐收敛有关，阳气有助于固表和防御，与脾胃的吸收功能密切相关。当阳气潜藏收敛时，卫气变弱，更容易受到风邪侵袭，因此在秋冬季节，如果饮食不慎，可能出现积食的表现，进一步加重咳嗽症状。

二、中医外治

中医治疗呼吸道感染性疾病除了中药内服，还有很多特色的外治疗法，其中包括小儿推拿、穴位敷贴、拔罐、中药药浴、耳穴压豆等，此类治疗作为儿童呼吸道感染性疾病的辅助治疗可缓解症状、促进恢复。

1. 小儿推拿

通过手法刺激小儿特定穴位或部位，可扶正祛邪、健脾益肺补肾、消积导滞，提高患儿免疫力，增进其食欲，改善其体质，从而防治呼吸道感染。

（1）外感四法：

开天门 200~300 次，推坎宫 200~300 次，揉太阳 1~2 分钟，揉耳后高骨 200~300 次，达到祛散外邪、通鼻窍、开窍醒神、调节阴阳的作用。

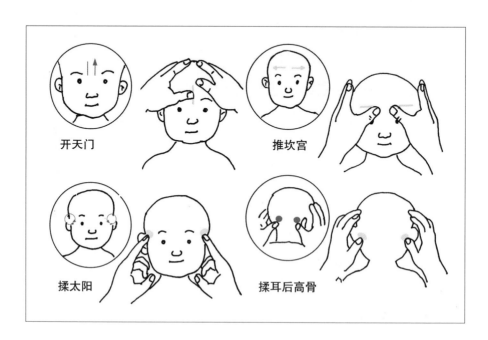

开天门　　推坎宫　　揉太阳　　揉耳后高骨

（2）补肺经、补脾经、补肾经：

手法：旋推或直推向指端方向为补，各200次。

功效：补肺健脾益肾。

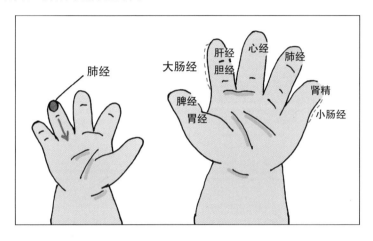

（3）分推膻中：

手法：以两拇指指端自穴中向两侧分推至乳头。

功效：适合咳嗽痰多、喉间痰鸣的儿童。

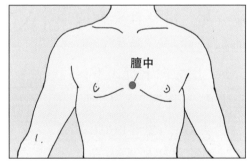

（4）揉足三里：

手法：以拇指罗纹面着力，稍用力按揉足三里，按揉3~5分钟。

功效：健脾和胃，调中理气，导滞通络。

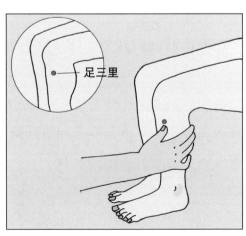

（5）摩腹：

手法：以肚脐为中心，将手掌置于腹部，在皮肤表面做顺时针回旋性摩动 3~5 分钟。

功效：健脾理气，和胃消食。

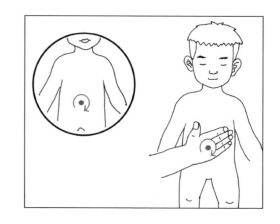

（6）捏脊：

手法：用双手拇指和食指作捏物状，自腰骶开始，沿脊柱交替向前捏捻皮肤，每向前捏 3 下，用力向上提 1 下，至大椎为止。捏 3~5 次。

功效：改善脏腑功能，增强机体抗病能力。

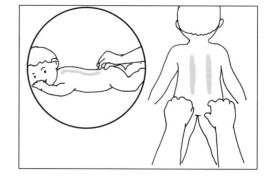

2. 穴位敷贴

穴位敷贴疗法综合了穴位与中药的双重作用，多将温热药如细辛、芥子、甘遂、延胡索、肉桂、黄芪、生姜汁等敷贴于大椎、肺俞、定喘、膻中、膏肓、天突等穴以达温阳扶正、益气固表之效。有研究发现，将小儿推拿和敷贴结合，治疗呼吸道感染后咳嗽，效果确切，能有效缩短病程。

3. 拔罐

拔罐疗法可以促进气血通畅、祛风祛寒、止咳化痰、舒筋止痛，尤其治疗儿童呼吸道感染引起的咳嗽痰多效果明显。穴位可选天突、膻中、大椎、定喘、风门、肺俞、脾俞等穴位，背部穴位一般取双侧，若湿啰音明显局限于单侧，可单独在患侧拔罐，3~8 分钟 / 次；可根据患儿年龄及拔罐时皮肤反应确定留罐时间，每周 1~2 次，依据患儿皮肤恢复程度决定拔罐频次。急性期还可在大椎穴放血拔罐，增加清热功效。

4. 中药药浴

将配伍的中药煮沸后给儿童熏洗全身或足浴，中药的解表成分及足浴的温热作用相结合，能够打开皮肤毛孔，将身体中的邪气通过汗液排出，缓解肌肉酸痛、发热、咳嗽等感冒症状；同时，中药也能有效扶助孩子的正气，足浴的过程也有一定助眠功效，双管齐下，事半功倍。

5. 耳穴压豆

将王不留行籽贴于耳穴处，给予揉、按、捏、压，使其产生酸、麻、胀、痛等刺激感应，达到防治疾病和强身保健目的，是一种中医外治方法，简便廉效，儿童易于接受。

三、日常预防

注意咳嗽礼仪，在咳嗽或打喷嚏时用纸巾、衣袖或肘部遮掩口鼻。

勤洗手，使用洗手液或肥皂在流动水下洗手，也可使用免洗手消毒液洗手。

出门正确佩戴好口罩，尽量减少或不去人群密集或通风不良的公共场所。

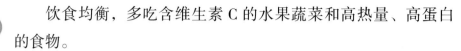

饮食均衡，多吃含维生素 C 的水果蔬菜和高热量、高蛋白的食物。

坚持锻炼，增强体质，可有效提高自身免疫系统的活力。

供稿人：山东中医药大学附属医院　胥琪玲　毕鸿雁

什么是小儿遗尿症

一、孩子尿床是不是遗尿症

孩子尿床是不是遗尿症，是有年龄划分的。3 岁以下尿床是生理性的。超过 5 岁，每周尿床 2 次以上，持续时间超过 3 个月，就是病理性的了，可以诊断为遗尿症。大年龄儿童诊断标准可适当放宽，例如 10 岁儿童每周尿床 1 次，持续时间超过 2 个月，也可以诊断为遗尿症。偶尔因疲劳、饮水过量而出现尿床，不作为病态。

二、尿床影响孩子身高和智力吗

这个问题家长最关心。尿床影响孩子心理健康，特别是大年

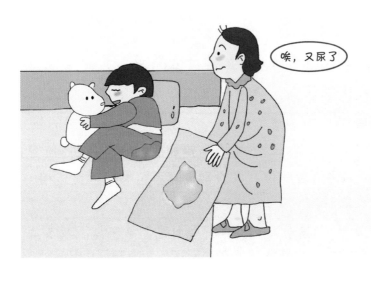

龄儿童，孩子尿床后比较沮丧，情绪低落，状态不好，我们大家都知道考试时、比赛时状态不好会影响正常发挥，会影响成绩，孩子每天尿床，每天沮丧、情绪低落、状态不好，就每天都不能正常发挥，所以，身高、学习成绩、免疫力等都会受影响。

三、小儿尿床是因为肾虚吗

尿床其实就是肾虚的一个表现，或者叫症状。小儿尿床主要原因是下元虚寒，肾气不足。肾为先天之本，主水，藏真阴而寓元阳，职司二便，与膀胱相表里。膀胱为津液之腑，小便乃津液之余。小便排泄与储存，全赖肾阳之温养气化。若小儿肾气不足，下元虚冷，不能温养膀胱，膀胱气化功能失调，闭藏失职，不能制约水道，就发为遗尿。是什么原因会导致孩子肾气虚呢，除了先天不足，还有一个方面就是"恐伤肾"。肾在七情为恐，"恐则气下"，恐使肾气不得上行布散，反而下走，所以说"恐伤肾"。生活中，在遇到吓人的事情时，我们总是喜欢开玩笑"吓尿了"，其实，这就是惊恐伤肾的真实写照。

为什么说吓尿了呢？这就是中医讲的恐则气下。吓尿裤子、吓尿床是很常见的。所以惊恐如果能避免就避免，什么恐怖电影、鬼故事、悬疑剧等能不看就不看。

四、现代医学认为遗尿是什么原因

现代医学认为，遗尿和遗传有关。父母都遗尿，孩子遗尿的发病率约为70%；父母一方遗尿，孩子遗尿的发病率是30%~40%。儿童遗尿的发生还主要和夜间尿量多、膀胱容量小、排尿觉醒障碍、夜间抗利尿激素分泌不足等原因直接相关。

供稿人：山东大学附属儿童医院　范美丽　王啸

儿童遗尿症的中西医治疗

遗尿是慢病，治疗需要一定过程，我们一般采取中西医结合治疗。针对不同病因、年龄段有相应的治疗措施，如补肾的中成药、减少夜间尿量的抗利尿激素，穴位理疗、针灸等调理膀胱功能，增加膀胱容量，促清醒排尿等。

一、中医穴位疗法

治疗遗尿一般选择的穴位有关元、三阴交、足三里。关元穴

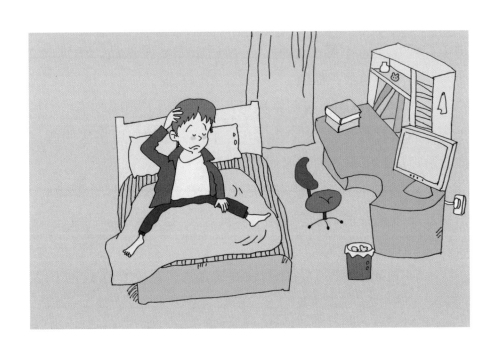

在肚脐下 3 寸；三阴交穴在内踝尖上 3 寸；足三里穴在膝下犊鼻穴下 3 寸，距离胫骨外突一横指的位置。足三里是保健要穴，我们平时可以在家自己按揉、艾灸，在医院可以用针灸或者揿针，也可以用穴位注射，来调理孩子的脾胃功能。另外，我们临床常用的还有耳穴压豆，具体如肾、膀胱、神门、三焦、内分泌、心等耳穴。家长回去可以给孩子按揉，耳穴安全系数高，易于接受。

二、治疗儿童遗尿的注意事项

在遗尿的治疗过程中，很多孩子会好好坏坏，很长时间不尿床了，突然又尿床了，有些孩子吃药治疗过程中尿床加重了。尿床不是大病，不是要命的病，部分家长不是很重视，不严格遵医嘱。遗尿治疗中和治愈后，吃药时间、睡眠时间、饮食等都有很多禁忌。为了尽快治好尿床，一定要做到以下几点：

（1）行为习惯调整：生活规律，定时睡觉，不玩电脑游戏和手机游戏，睡前不过度玩耍，养成睡前排尿的习惯。

（2）饮食调整：不喝饮料，不吃辛辣小食品，晚上不吃水果（如西瓜），不喝小米粥、玉米稀饭等利尿饮品，睡觉前 2 小时开始不再喝水、稀饭。

（3）唤醒训练：夜间掌握患儿排尿规律，唤醒孩子，让孩子清醒后自行排尿，不接尿、不把尿。不能怕尿床多次叫醒，接受治疗后，可以把叫醒时间后延。

（4）吃药时间：一般药物是晚饭前吃，吃药时尽量少喝水；去氨加压素是在晚饭后空腹两小时以上，准备睡觉时再吃，吃药时喝一小口水。

（5）遗尿治愈后，行为习惯和饮食忌口需要坚持 1 年以上。

供稿人：山东大学附属儿童医院　范美丽　王啸

儿童遗粪症的中西医治疗

一、什么是儿童遗粪症

儿童遗粪症，俗称大便失禁，虽不是什么大病，伤害性不大，但侮辱性极强。六七岁、七八岁，已上学的孩子，大便拉裤子里，整个教室都臭气熏天，严重影响孩子的生活质量，孩子和家长心理压力都很大，时时担心，上学、外出活动时，出现这种情况会很尴尬。

儿童功能性大便失禁（FFIC），又称功能性遗粪症，属排

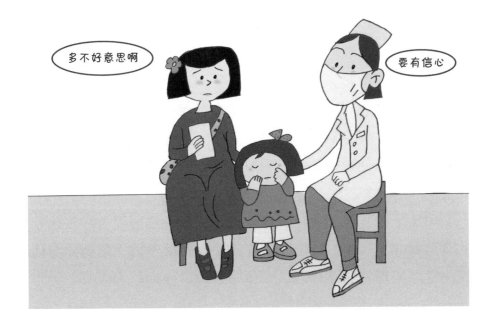

泄功能障碍，是指 4 周岁以上的儿童，在无器质性疾病情况下在厕所以外的场所不自主地排出正常粪便的过程，至少每月 1 次，并且持续 3 个月以上。有研究表明，遗粪患儿易患注意力缺陷多动症、强迫症、人际关系障碍，易出现冲动、对抗行为，易产生自卑、焦虑、抑郁等不良情绪。严重影响患儿的心理健康、生长发育及患儿家庭成员的工作学习及生活质量。同时，由于粪便及肠液的刺激，可进一步造成患儿肛门周围湿疹、瘙痒、溃烂等并发症，加重患儿病痛及家庭的医疗负担。目前尚没有治疗 FFIC 的成熟方案。

本症发病率比遗尿症低得多。国外报道为 1%~3%，男女比例为 3.4∶1。儿童功能性遗粪症属排泄功能障碍，是一种慢性行为问题，病因复杂，目前尚无统一和公认的诊断标准。流行病学调查显示其患病率大大超过其就诊率，治疗也需要长期坚持。

二、中医治疗儿童遗粪有哪些方法和优势

功能性大便失禁属于中医学"滑泄""大便滑脱""遗欠"等范畴，病位在肛门、大肠，与肾、脾两脏虚损有关。脾肾虚损不固，中气下陷，肌肉弛缓，使肛门失摄，大便失禁。此外脑为"元神之府"，主宰人体的生命活动，如精神活动和感觉运动，大便失禁与脑的功能也有关系。西医多认为其与肛门内括约肌压力降低、骨盆底括约肌功能减弱、社会心理因素及直肠反应降低有关。

中医采用耳穴、揿针、理疗及长强穴位注射综合疗法治疗儿童遗粪症。其中，穴位注射疗法将现代医学的注射药物与传统中医经穴理论相结合，以穴位为窗口，注射针为工具，经络

为通道，使药物直接作用于"病所"及周围，可加快药物吸收，放大药理效应，并有一定的靶向性或趋病性，具有针刺与药液对穴位的双重长时间的刺激，从而持续调整经络与脏腑之间的失调状态，达到"气至病所""药至病所""气速效速"的目的，穴位注射集针刺、穴位、经络、药物刺激等综合作用于一体，遵循中医辨证论治的原则，可使药效直达病所、温阳益气、健脾补肾、强壮肌肉、益脑填髓，调节各脏腑功能，增强自身免疫，从而提高控便能力。

供稿人：山东大学附属儿童医院　范美丽　王啸

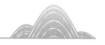

小儿斜颈的中医治疗

　　小儿斜颈的全称是小儿先天性肌性斜颈，是指一侧胸锁乳突肌发生纤维化及挛缩变性，而导致颈部扭转、头部持续性向患侧倾斜而面部及下颌偏向健侧的一种儿科常见疾病，婴幼儿发病率为 0.3%~2.0%。如早期未得到合理有效的治疗，可导致儿童头颈部不对称性畸形，甚至出现代偿性的脊柱侧弯，从而影响患儿的生活及身心健康。

　　本病形成的原因尚未完全确定，除先天性畸形学说外，有不少学者认为是由胸锁乳突肌局部缺血引起肌纤维化所致。缺血原因可能是多方面的，通常认为有三种：一是孕妇的营养不良；二是怀孕时胎位不正，如胎内头位长期偏向一侧；三是损伤，如分娩时一侧胸锁乳突肌因受产道或产钳挤压出血，血肿机化形成挛缩，或分娩时胎儿头位不正，阻碍一侧胸锁乳突肌血运供应，使该组织缺血性改变而致。其他造成斜颈的原因也是有的，但在幼儿比较少见，包括：①颈部组织发炎，例如急性淋巴结发炎，因为肿痛的关系，也会使头歪到一边去；②运动伤害、睡姿不良等也可能引起一侧颈部肌肉痉挛，使颈部活动不对称；③视力不对称也会造成头歪的现象；④神经方面的疾病如脑性麻痹，也可能有颈部肌肉收缩异常情形出现。这些原因使颈部

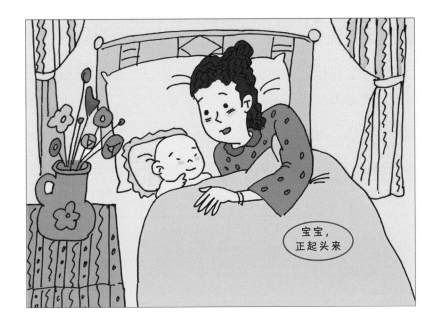

宝宝，
正起头来

活动受限，症状与斜颈相似。

小儿肌性斜颈如不及时治疗，病久会引起患侧颜面部发育受影响，健侧一半的颜面部也会发生适应性的改变，如面颊一侧大、一侧小，鼻子歪斜，眼睛斜视，颜面部不对称。严重的可伴有代偿性的胸椎侧凸畸形，会造成患儿终身痛苦。

治疗斜颈最主要的方法就是推拿。推拿疗法治疗疾病，是"以人疗人"的自然疗法，古有"元老医术"之称。《黄帝内经》有："经络不通；病生于不仁……"推拿疗法具有疏通经络、调畅气血之效，平衡阴阳、化瘀通痹之功。后世医家通过临床经验总结认为，推拿具有改善血液循环、提高机体免疫力的功效。现代中医学传承经典，将推拿疗法运用于小儿肌性斜颈的治疗中，收到较好的疗效。中医认为，产生肌性斜颈的主要病机为气血瘀滞不畅，结聚于筋脉所致。本病属中医"筋缩"范

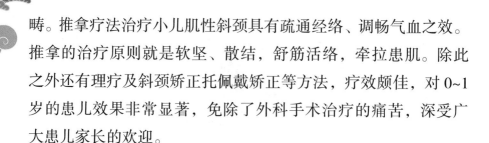

畴。推拿疗法治疗小儿肌性斜颈具有疏通经络、调畅气血之效。推拿的治疗原则就是软坚、散结，舒筋活络，牵拉患肌。除此之外还有理疗及斜颈矫正托佩戴矫正等方法，疗效颇佳，对0~1岁的患儿效果非常显著，免除了外科手术治疗的痛苦，深受广大患儿家长的欢迎。

供稿人：山东大学附属儿童医院　王啸　范美丽

中医如何治疗小儿抽动症

一、什么是小儿抽动症

抽动障碍是起病于儿童或青少年时期的一种神经精神障碍性疾病，临床以不自主、反复、突发、快速、重复、无节律性的一个或多个部位运动抽动和（或）发声抽动为主要特征。好发年龄5~10岁，男孩多于女孩，男女比例（3~5）：1。少数患儿至青春期可自行缓解，有的患儿可延续至成人期。本症属于中医学"肝风""慢惊风""抽搐""瘛疭""筋惕肉瞤"等范畴。

二、中医如何看待小儿抽动症

中医学认为，本症多与儿童"肝常有余、心常有余、阳常有余""肺常不足、脾常不足、肾常虚"的生理特点有关。其病机主要是阴阳失调，肝火生痰，心、肝、脾、肺、肾的功能失调。

抽动症春季多发。中医认为肝风内动是抽动症的主要病理特性。春天在五行中

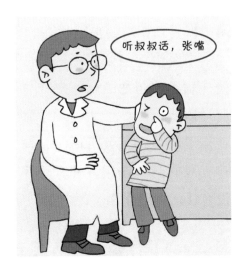

听叔叔话，张嘴

属木，而人体五脏之中肝也是属木性，春天是肝旺之时，因而本症春季多发。

小孩子阳气足且身体发育不成熟，体内能容纳的阳气较少，易被饮食、情志等诸多因素干扰。肝主疏泄，调畅情志，肝气偏亢，肝失疏泄，故临床可见患儿大多具有急躁易怒或胆怯的情志症状。且久病耗损肝肾阴血，致肝阳偏亢，导致患儿性情急躁、秽语失聪、注意力不集中等精神症状愈加严重，病程迁延。

针对抽动症，很大一部分家长认为孩子是故意的，做鬼脸或者是坏习惯，慢慢纠正就会好，或者干脆用强制手段，罚站、打手心，可孩子病情会越来越严重，甚至影响上学，影响心理健康。因此，抽动不是孩子的错，家长不能打骂，要进行治疗。

三、中医外治法治疗抽动症可选取哪些穴位

中医外治，第一是祛风化痰、潜阳息风，穴位用丰隆、太冲，缓解眨眼、发声、情绪不稳、抽动等病症。第二是缓肝理脾、强土制木，穴位用足三里，健脾益气，顾护脾胃之气，土旺则木方疏通，从而达到止搐、止惊、止痉目的。第三是滋水涵木、平衡阴阳，穴位选择三阴交，损其有余，补其不足，使人体的阴阳恢复到相对的平衡状态。

中医治疗与西医不同，西医采取的是对抗疗法，用的是抗精神病类的药物，副作用非常明显；而中医是全身调理，可以调理体质，使孩子达到阴阳平衡。经过治疗后，家长普遍会反映孩子脾气好了，听话了，体质增强了，很少感冒了。穴位治疗有双向调节作用，补其不足，损其有余，孩子易于接受，也没有任何毒副作用。

供稿人：山东大学附属儿童医院　王啸　范美丽

小儿积滞知多少

孩子吃饭减少、经常口臭，是积食了吗？孩子积食怎么办？小儿积食能治疗好吗。我们就来聊聊小儿积滞。

一、什么是小儿积滞

简单说，积滞就是我们常说的积食，是小朋友过饮过食，消化不了所形成的一种胃肠疾病。一般表现为小孩子不想吃饭，舌苔很厚，口酸口臭，腹胀腹痛，大便酸臭或者秘结等。积食既可单独出现，也可伴随感冒、咳嗽等病症一同出现。

在宝宝日常喂养中，积食是比较常见的。如不及时调理，很容易会引发营养不良，影响小儿的身体成长发育。

二、积滞是怎么形成的

为什么小孩子容易积食呢？一是小儿生理特点是"脏腑娇嫩，行气未充"，加之"脾常虚""脾素不足"，脾的功能不足，运化能力差，稍微吃多点，或者不好消化的，就会导致脾胃功能紊乱，产生积滞。用现代医学解释就是小孩子胃酸和各种消化酶的分泌都不如成年人，且酶活性低，消化功能差，饮食过多，脾胃不足以胜之，而成积滞。二是部分家长恨不得孩子多吃点，有一句网络流行语叫"有一种饿，叫妈妈觉得你饿"。很多孩子在幼儿园已经吃过饭了，并且吃得很好，到家后照样大吃大喝，这就是喂养的真实写照，这种状态下，孩子能不食物过剩吗？久而久之，脾胃这个"气血工厂"要么就负荷过载"烧坏了"，不能干活了，要么就"抗议了"，懒得干活了，于是剩余的食物就会造成积滞。

三、家长们如何判断孩子积滞

家长们可以通过以下几点来判断孩子是否积滞。

看舌苔：积食的孩子舌苔往往是又厚又腻。

看胃口：平时孩子吃饭胃口很好，突然对饭菜没胃口，不想吃饭。

看睡眠："胃不和则卧不安"，当孩子饮食太过时，身体不舒服，晚上睡觉就会翻来覆去，影响孩子的睡眠质量。

看口气和大便：早晨起床后口气变重，洗漱后还持续存在，靠近讲话时更是能明显感受到口臭，有些孩子会出现大便异常，拉肚子，或拉出夹杂有未消化的食物，或者好几天不拉大便。

另外，部分积食孩子表现为身热又爱出汗。

四、积滞了怎么办

中医治疗积滞有丰富的经验，并且有良好的效果和特色。小儿积滞常见的证型有乳食内积证、食积化热证、脾虚夹积证。饮食积滞的小孩子，应暂时控制饮食，所谓"损谷则愈"，严重者，可在专业医生的指导下口服汤药、中成药治疗。积滞消除以后逐渐恢复正常的饮食。此外，小儿推拿疗法、小儿捏脊疗法亦有一定的作用。

五、小儿积滞的常用推拿手法

小儿积滞常用的推拿疗法：清胃经、清大肠、揉板门、运

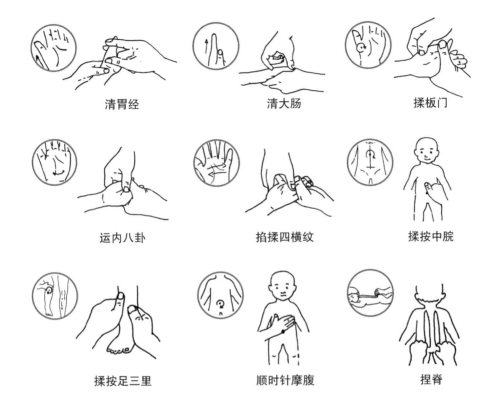

清胃经　　　　　　　清大肠　　　　　　　揉板门

运内八卦　　　　　　掐揉四横纹　　　　　揉按中脘

揉按足三里　　　　　顺时针摩腹　　　　　捏脊

内八卦、掐揉四横纹，顺时针摩腹、按揉足三里，捏脊以运化脾胃，消食健脾。

　　具体操作可以寻求专业医生的帮助。

六、如何有效预防小儿积滞

　　首先，小儿饮食结构要合理，合理喂养，乳食要定时定量，富含营养，易于消化。

　　其次，忌暴饮暴食、肥甘厚味、生冷瓜果、偏食零食等，更不要乱服滋补品。

再次，应根据小儿生长发育需求，逐渐给婴儿添加辅食，按由少到多、由稀到稠、由一种到多种，循序渐进的原则进行。辅食既不可骤然添加过多，亦不可不给添加。还有就是要增加运动量，尤其要增加户外活动。

供稿人：山东中医药大学附属医院　韩承恩

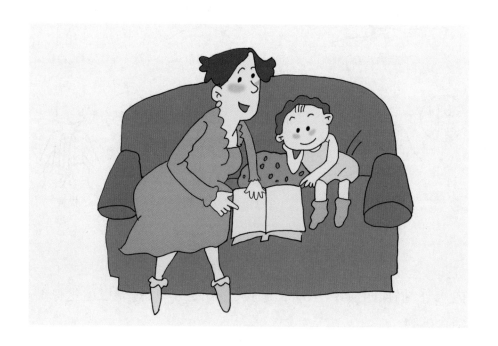

中医治疗干眼症有疗效

　　干眼症又称角结膜干燥症，是指各种原因引起的泪液质或量或动力学异常导致的泪膜稳定性下降，并伴有眼部不适，和（或）眼表组织损害为特征的一类疾病的总称。类似于中医的白涩症。

　　干眼症常见的症状包括眼睛干涩、视疲劳、眼痒、异物感、痛灼热感、分泌物黏稠、畏光、对外界刺激敏感等，严重者伴有其他全身症状，如头痛、烦躁、疲劳、注意力难以集中等。干眼症对患者生活造成了极大的不便，这种损伤日久可造成角

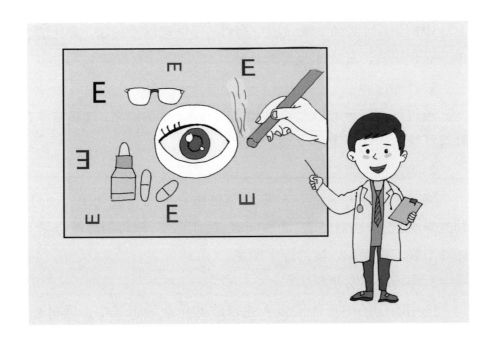

结膜病变，影响视力。

一、干眼症有四大高发人群

（1）长期使用电子产品的人群。

（2）长期戴隐形眼镜的人群。

（3）长期熬夜的人群。

（4）老年人。

二、干眼症病因

中医理论通常认为，干眼症病因主要包括以下几个方面。

（1）环境干燥，化燥伤阴。

（2）郁火内生，津伤血壅，目失所养。

（3）年老体衰，气血津亏，精血不足。

（4）热病治疗不彻底，余热未清。治疗以滋阴润燥、补益肝肾为主，清热利湿为辅。

三、中医治疗干眼症的方法

中医治疗干眼症，除口服中药外，还可选取针刺法、艾灸法、中药雾化熏蒸、耳穴压豆等外治法。

1. 普通针刺

通过针刺眼球周围及全身相应的穴位，疏通经络，改善循环，补益肝肾，治疗干眼症。

2. 隔核桃皮眼镜灸

隔核桃皮眼镜灸是一种以自然核桃壳为灸具的灸法。通过刺激眼周腧穴，调整经络、调和气血、活血化瘀，改善泪液的分泌，提高泪膜的稳定性，以治疗干眼症。

3. 中药超声雾化疗法

选用不同的中药药液置入超声波雾化仪的容器中，通过超声波的作用使药物雾化，形成微小的雾粒，经雾化管导入眼部，使眼的结膜、角膜和眼周围皮肤直接接触药液雾粒并使其渗入眼部穴位，促进局部血管扩张，维持泪膜的稳定性，起到治疗干眼症的作用。

4. 中药熏蒸

将菊花、桑叶、金银花、薄荷、红花、决明子等具有清热解毒、活血明目作用的中药放到杯中，倒入热水，患者低头闭眼，对准杯口上方，熏蒸 10 分钟左右，每天熏 3 次。水放温后，还可当茶饮用。坚持一段时间后，就会见效。

5. 耳穴压豆法

选取眼、肝、脾、肾、神门等耳穴，进行耳穴压豆。刺激上述穴位有补益肝肾、活血明目的作用。

四、干眼症自我保健按摩方法

1. 按揉太阳穴、轮刮眼眶

用双手拇指按压太阳穴，用弯曲的食指第二节内侧面轻刮眼眶一圈，按摩眼眶周围的攒竹、鱼腰、丝竹空、瞳子髎、球后、承泣等穴位。按摩眼周众多穴位和肌肉，可改善眼部循环，缓解眼疲劳和干涩。

2. 按揉复溜、三阴交

按揉复溜、三阴交可以补益肝肾，改善体内水液代谢，是治疗眼疾的要穴。每天坚持按揉，以出现酸麻胀为宜，每次 10 分钟，每天 2 次，坚持一段时间就会看到效果。

供稿人：山东中医药大学附属眼科医院　解孝锋

中医带你了解络阻暴盲"眼中风"

　　络阻暴盲是指患眼外观正常，猝然一眼或双眼视力急剧下降，以视衣（视网膜）可见典型的缺血性改变为特征的致盲眼病，又名落气眼。本病发病急骤，多为单眼发病，以中老年人多见，无性别差异，多数患者伴有高血压等心脑血管疾病。

　　本病相当于西医学的视网膜动脉阻塞。因视网膜中央动脉的主干或分支阻塞后，引起其所供应区域的视网膜发生急性缺血，导致视功能急剧损害或丧失。

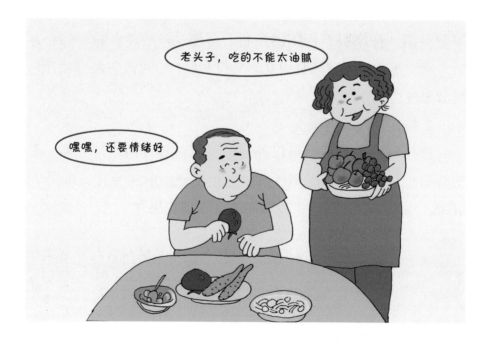

一、病因病机

（1）忿怒暴悖，气机逆乱，气血上壅，血络闭塞。

（2）偏食肥甘燥腻，或恣酒嗜辣，痰热内生，血脉闭塞。

（3）年老阴亏，肝肾不足，肝阳上亢，气血并逆，瘀滞脉络。

（4）心气亏虚，推动乏力，血行滞缓、血脉瘀塞。

二、临床表现

1. 自觉症状

突然视力急剧下降，甚至失明，或部分视野缺损。部分患者起病前可有一时性视物模糊、头痛头昏等。

2. 眼部检查

外眼如常，眼底检查可见视网膜动脉显著变细，甚则呈线状；静脉亦变细，血柱呈节段状或串珠状：视网膜后极部呈灰白色混浊水肿，黄斑区呈圆形或椭圆形红色，临床称之为"樱桃红斑"。如有视网膜睫状动脉存在，则其供血区域里可见红色舌状区，分支动脉阻塞时，病变限于该分支营养区域。日久视网膜混浊水肿可消退，但可见视盘色淡白。

三、治疗

本病为眼科急重症，应尽早、尽快抢救，以通为要，兼顾脏腑之虚实，辅以益气、行气。

1. 辨证论治

（1）气滞血瘀证：

证候：眼外观端好，骤然盲无所见，眼底表现符合本病的特征；伴见急躁易怒，胸胁胀满，头痛眼胀，舌有瘀点，脉弦或涩。

治法：行气活血，通窍明目。

（2）痰热上壅证：

证候：眼部症状及检查所见符合本病的特征；形态多较胖，头眩而重，胸闷烦躁，食少恶心，口苦痰稠；舌苔黄腻，脉弦滑。

治法：涤痰通络，活血开窍。

（3）肝阳上亢证：

证候：眼部症状及眼底检查符合本病的特征，目干涩；头痛眼胀或眩晕时作，急躁易怒，面赤烘热，心悸健忘，失眠多梦，口苦咽干；脉弦细或数。

治法：滋阴潜阳，活血通络。

（4）气虚血瘀证：

证候：发病日久，视物昏蒙，动脉细而色淡红或呈白色线条状，视网膜水肿，视盘色淡白；或伴短气乏力，面色萎黄，倦怠懒言；舌淡有瘀斑，脉涩或结代。

治法：补气益血，化瘀通络。

2. 急救治疗

（1）舌下含化硝酸甘油片，每次 0.5mg，每日 2~3 次。

（2）球后注射妥拉苏林 12.5mg、硫酸阿托品 1mg 或消旋山莨菪碱 10mg。

（3）间歇性按摩眼球、前房穿刺、口服乙酰唑胺等以降低眼压。

（4）吸入 95% 氧及 5% 二氧化碳混合气体。

3. 其他治法

（1）中成药治疗：根据证型选用复方丹参滴丸等活血化瘀药物口服或静脉给药。

（2）针灸治疗：主穴组 1 取睛明、风池、球后，配穴选外关、合谷、光明。主穴组 2 取风池、大椎、攒竹，配穴选合谷、阳白、内关。主穴组 3 取鱼腰、攒竹、球后，配穴选合谷、太冲、翳风。

各组穴位可轮流交替使用，每天 1 次，平补平泻，留针 20~30 分钟，远端配穴左右交替。经紧急处理后可进行针灸治疗。

四、预防与调护

平素应保持心情愉快，避免恼怒、紧张及烦躁暴怒。饮食宜清淡，忌肥甘油腻之品及烟酒刺激之物。一旦发现视力骤降，应及时去医院诊治，以免延误病情。

注意：个人体质不同，以上治疗手段仅供参考，如需治疗，建议就医，辨证论治。

供稿人：山大中医药大学附属眼科医院　田庆梅

慢性荨麻疹的中医辨证与特色治疗

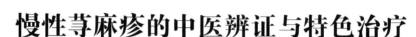

　　慢性荨麻疹属中医"瘾疹"范畴，也属于"风证"，因每次发病的位置不固定，随起随消，符合"风善行而数变"的特点。"治风先治血，血行风自灭"，中医治疗慢性荨麻疹多以祛风、散风为直接疗法，而间接疗法有补血养血、行气活血、温经、凉血等，间接使得"血行风灭"。

　　据此，可将慢性荨麻疹简单分为 3 个证型，并根据不同的证型给予中医汤剂治疗。

　　1. 风湿热蕴肤证

　　好发于青壮年人，风团反复出现，瘙痒，舌质红，苔黄腻，脉滑。

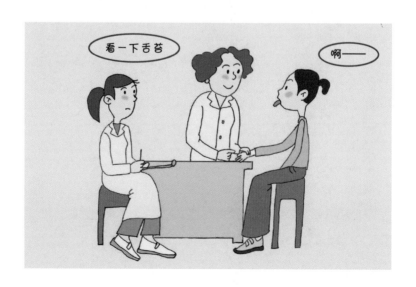

基本方药：浮萍、蝉蜕、防风、黄芩、栀子、益母草、厚朴、白鲜皮、地肤子、通草等。

伴有乏力，易感冒，形体瘦弱或虚胖，动则心悸，宜加生黄芪。风团夜晚多发，畏寒怕冷，平素感冒多，形体瘦弱，面色不华，舌质淡，宜去蝉蜕、浮萍，加生黄芪、制附子、桂枝等。

2. 血虚风恋证

多发于中年以上妇女，临床表现为风团，瘙痒，面色黄白不华，月经量少，心悸乏力，头晕健忘，少寐多梦。舌质淡，苔薄白，脉细弱。

基本方药：荆防四物汤。

畏寒怕冷，手足不温，易感冒，常鼻流清涕，或冬天易生冻疮，面色晦而无华，宜加生黄芪、制附子、桂枝。易感冒，常鼻流清涕，动则心悸汗出，宜加生黄芪、炒白术、炙甘草、生姜、大枣。

3. 营卫不和证

多见于青壮年人，风团反复发作，长期不愈，除风团、瘙痒外，其他无明显不适，舌脉如常。

基本方药：桂枝汤加白鲜皮、地肤子等。

兼血虚者加当归，兼气虚者加生黄芪，兼内热者加栀子等。

除了服用汤剂，慢性荨麻疹亦可以采用中医特色的自血疗法治疗。自血疗法，实际上就是将患者自己的静脉血抽出之后注射到皮下组织。这是一种非特异性的刺激疗法，可以产生一种非特异性的脱过敏作用，促进白细胞的吞噬作用，增强机体的免疫力。

自血疗法一般分为两种：一种是全血疗法，另一种叫溶血疗法。

当患者采用西医药物治疗无效之际，采取自血疗法也不失

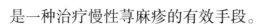

是一种治疗慢性荨麻疹的有效手段。

全血疗法是指在荨麻疹患者的静脉里抽取 5~10ml 的血液，然后马上直接注入荨麻疹患者的臀部深层肌肉中。每周持续这种做法 1~2 次。一般持续 10 次为 1 个疗程。

溶血疗法是用 10ml 以上规格的注射器抽取生理盐水 5ml，然后再抽取患者静脉血 5ml。随后轻轻地摇匀，让静脉血液和生理盐水有效混合 2 分钟，待到针筒内的混合液体变成透明状态时，再在深层肌肉内进行注射。每周 2~3 次，10 次为 1 个疗程。

此外，还可以配合针灸疗法。针灸治疗荨麻疹有其优势和特色，对人体免疫有明显的调整作用，可使异常免疫恢复正常，对治愈本病有重要意义。常用于治疗的穴位有曲池、血海、足三里、三阴交等，部分穴位亦可结合自血疗法来使用。

预防荨麻疹发作的最根本因素和方法是远离致敏因素。要经常保持室内卫生，如开窗通风、保持适宜温度和湿度、尽量少用消毒剂杀虫剂等；还有春季要尽量少接触花粉，夏季避免直射阳光，尽量避免接触宠物狗，勤换衣物。

建议查找过敏原，明确过敏原以后尽量避免接触，降低复发率。

慢性荨麻疹是会越抓越痒的，会造成恶性循环，所以要告诫患者千万不要抓挠。可用凉毛巾对皮肤进行冷敷，有利于收缩扩张的毛细血管，减少炎症的反应。可以口服一些 B 族维生素和维生素 C 进行辅助治疗。多运动，增强自身抵抗力。平时注意控制情绪，精神上别给自己太大压力。

说明：本文已在《医师在线》发表。文中方药及治疗方法必须在中医专业医师指导下使用，切勿盲目尝试。

供稿人：新泰市中医院　刘光金

第四篇

我们身边的特色中草药

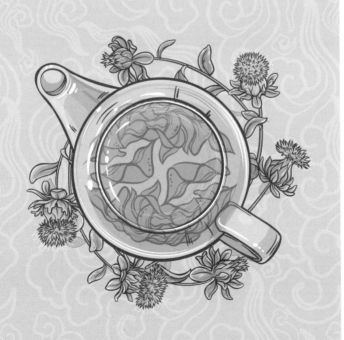

"蹀躞"一词赞丹参

丹参是山东道地药材"鲁十味"之一。

丹参，同人参、西洋参、党参等都归类为参药。山东人应该熟悉丹参，也该熟悉山东方言俗语中的一个词——"蹀躞"（dié xiè）。清代有一首古诗，用"蹀躞"一词赞美了丹参治病有令人身轻灵动的出奇疗效。

丹参的根茎细长，呈圆柱形，外皮为朱红色，故得名丹参。丹者，赤色、红色或血色。把丹参叫成红参行不行？那可不行！因为红参是人参经过蒸熟后的一个炮制品种：将人参根茎经过浸润、清洗、分选、蒸制、晾晒、烘干等工艺后，它就成了红参。所以红参不是丹参，丹参不叫红参。湖北等地不舍红字，习惯把它叫成红丹参。非要用"红"字，就有人把丹参叫成了红根。还有像紫丹参、血参根的名称，也

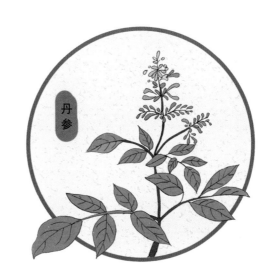

丹参

是红色的体现。

丹参供药用历史悠久，早在《神农本草经》中就已记载，列为上品。丹参药材来源于唇形科多年生草本植物丹参的根及根茎，我国大部分地区均有分布。

早期的本草著作如《吴普本草》中称它为赤参，《日华子本草》称它为山参，因易与人参混淆而少被沿用。唐代《四声本草》称其为"奔马草"，可能是古人为彰显疗效而起的一个生动的名字。古代本草书中记载单用丹参治疗"风脚软"即腿脚软弱无力的疾病，其方"以丹参酒浸服，可逐奔马"。患者久病得愈，精神体力倍于往常，因此古人用奔马草的名字，彰显它有令人腿脚灵便、"可逐奔马"的疗效。

古代本草典籍记述，丹参具有"茎方""花紫""如荏（荏为植物白苏）"叶有"毛"等特征。这些特征与丹参的植物形态完全符合，其基原古今一致。丹参植株高约半米，茎方形，有柔毛；叶常为单数羽状复叶；小叶 1~3 对，卵形或椭圆状卵形，两面有毛。

丹参为绿色草本植物，花期在 4 月至 6 月。盛花期的丹参尤其具有观赏性，花儿排队开放，而且紫色鲜明：丹参的花是典型的唇形花，花冠蓝紫色，开在顶端或腋部，一枝一串儿，组成假总状花序。

丹参鲜明的蓝紫花十分雅致，开放后分外秀丽，非常适宜用作园林地被植物。如将丹参大面积成片种植，可形成蓝紫色的花海：绿叶覆盖地面，花朵点缀绿毯。由于丹参花的花色、花型与薰衣草比较类似，都是蓝紫色的小碎花，所以丹参花田不输于外来引进的那些薰衣草植被，足以营造出一种蓝紫色梦幻般的境界，别具特色。丹参能够体现出中药材别具一格的本

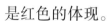

土风情，兼具观赏与实用之美。

清代叶志诜（1779—1863），字东卿，湖北汉阳人，是位中医，撰有中药诗集《神农本草经赞》，对出自《神农本草经》中的每一味古老中药都有一首赞美诗。根据古代本草学家对丹参的形态描述，如苏颂《本草图经》所说"茎方有棱，青色，一苗数根"，李时珍《本草纲目》所说"一枝五叶，小花成穗如蛾形，红紫色"，叶志诜雅化为赞美丹参的《丹参赞》诗句："自抱丹心，方棱青叠。独干丛根，一枝五叶。肠罢辘轳，身轻蹀躞。红紫纷纷，飞蛾形接。"

《丹参赞》诗句中，"自抱丹心"句化自唐代吴融《闻李翰林游池上有寄》"皇恩自抱丹心报"；"肠罢辘轳"句化自唐代陆龟蒙《井上桐》"愁因辘轳转"；"身轻蹀躞"句化自北宋苏轼《次韵王巩颜复同泛舟》"蹀躞身轻山上走"。足见叶志诜既熟识中药形态，还有广博的文学涵养。

辞书中解释"蹀躞"，有两种意思，或小步走路，或往来徘徊。你知道吗？现今山东方言中，仍有"蹀躞"这个词，多用在动态的人身上。身轻蹀躞，那绝对是健康人的状态。"蹀躞"这一词语，普通老百姓说出来很顺口，可绝大多数的人既不会写它，也不知道它有古老的来源。

叶志诜赞美丹参的治病疗效，能使患者恢复到"身轻蹀躞"的状态。好药丹参，确实值得用一首好诗来赞美。想不到啊！由山东道地药材丹参引出的一个方言词语，竟然显得如此文雅与高古！

供稿人：山东中医药大学　丁兆平

神奇的中药——海马

　　我们知道世界上的宝宝都是妈妈生的，有没有不是妈妈生的宝宝呢？你可能会说：有，孙悟空。没错，孙悟空是石头缝里蹦出来的。除了妈妈生孩子，谁还能生孩子呢？诶，那就是爸爸，自然界中有这样的生物吗？有，就是我们今天要聊的会生孩子的海马爸爸。

　　这里的海马，不是神话传说中一日千里、嘶鸣驰骋的骏马，而是一种鱼。

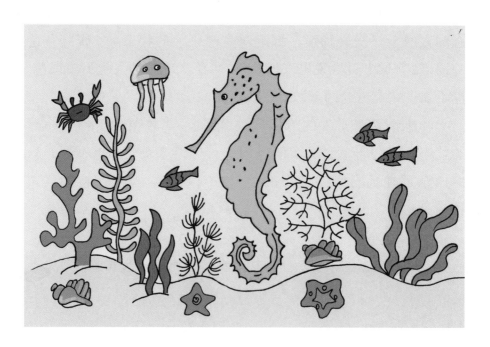

一、海马生活习性

传说海马是大禹治水时代大禹的坐骑，它托着大禹在茫茫洪水中来去自如，最后治水成功后又返回了大海中。时过境迁，斗转星移，它的身体逐渐萎缩，就变成了我们今天看到的样子：直立在水中，引颈遥望陆地上的主人。

虽然神话传说中海马是供人骑乘的马，长得也确实像马，但它却的的确确是一种鱼。海马属于刺鱼目海龙科暖海生小型鱼类，全世界都有分布，以热带种类数量较多。在我国主要分布在广东、海南、台湾等省的沿海区域。

海马用鳃呼吸，用鳍游泳。跟一般的鱼相比，它的游泳水平可谓十分差劲。与其他鱼类靠扭动身体和挥动鱼鳍快速游动不同，没有胸鳍和腹鳍的海马只能靠背鳍来缓慢前进，所以它的游泳姿势非常奇特：身体直立，马头与身体垂直向前掌握方向，身后拖着一条逐渐变细的尾巴。因为不擅长游泳，海马不经常游动，喜欢生活在珊瑚礁的缓流中，常常将尾巴缠绕在海藻等水生植物上或插进泥中以防被冲走。所以，海马虽然有"海中之马"的称号，活动能力却实在不敢恭维。

除此之外，海马还有很多令人惊奇的特征。比如它没有嗅觉，没有牙齿，没有胃，嘴巴又小，不能张开，只吃活饵，还是一种肉食动物。不善于游泳又不能快速捕食，这样一种弱小的生物，它是如何在弱肉强食的海洋中生存下来呢？

与其他鱼靠嗅觉和味觉共同作用不同，没有嗅觉的海马只能够依赖眼睛。海马的两只眼睛虽然深陷，却可以独立活动，互不干涉，能分别向上下、左右或前后转动。这一特点也决定了海马的眼睛可以"各司其职"，即一只眼睛专门用来监视来敌，另一只则用来寻找食物。嘴巴太小的缺点可用长长的下巴来弥

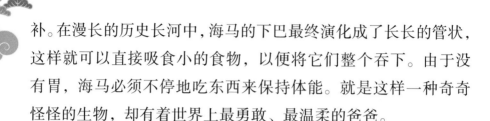

补。在漫长的历史长河中，海马的下巴最终演化成了长长的管状，这样就可以直接吸食小的食物，以便将它们整个吞下。由于没有胃，海马必须不停地吃东西来保持体能。就是这样一种奇奇怪怪的生物，却有着世界上最勇敢、最温柔的爸爸。

二、海马繁殖

海马爸爸虽然不陪孩子们一起玩耍，也不帮助它们完成家庭作业，但它却有一个方面胜过人类，那就是生育后代。

每年春夏之交，雌雄海马便开始相互追逐，寻找"伴侣"。一旦情投意合，它们就结为夫妻。海马妈妈开始造卵。这个造卵的过程需要很多能量，几乎用尽了她所有的气力，所以就当不成孕妇了，"怀孕生孩子"的任务只能由海马"爸爸"来承担。

海马爸爸腹部和尾巴交界处有一个袋子，称为"孵卵囊"或"育儿袋"。在海马妈妈造卵的过程中，海马爸爸不时地向育儿袋中充水，使之膨胀，并打开裂口，待卵成熟后，它们腹部相对，海马妈妈通过裂口细心地把卵排到海马爸爸的"育儿袋"中，与此同时，海马爸爸也排出精子，使卵在育儿袋中受精。

此后，雄海马就担起了"妈妈"的角色，开始孕育孩子。经过20天左右的"孕育"，小海马发育完全，海马爸爸开始"分娩"。这时它会把尾巴缠绕在海藻上，依靠肌肉的收缩，前俯后仰，每后仰一次，"育儿袋"便张开一次，将小海马一尾接一尾地弹出体外。平均来说，海马爸爸一次能"生"出100~1000只小海马。

刚出生的小海马不足1cm，非常脆弱，很容易成为其他海洋生物的食物，只有极少数能存活下来。存活下来的小海马也不给爸爸妈妈添麻烦，自己独立生活。

在"爸爸"怀孕的时候，"妈妈"开始造新一批的卵。等"爸爸"生下小海马，卵也就成熟了，开始新一轮的怀孕，有时快到上午"生"孩子，晚上接着怀孕。

之所以海马爸爸生孩子，是因为在海洋世界里，海马非常弱小，除了伪装外，几乎没有抵御外敌的能力，更无力保护产在体外的受精卵，最好的办法就是把它们藏在体内，带着它们一起躲起来。刚才我们讲过海马不擅游泳，只能靠伸出长嘴吸食漂浮来的浮游生物，这种守株待兔式的觅食方式使得它们只能摄入很少能量，而造卵又几乎耗尽了海马妈妈所有的能量，所以，这项工作只能由海马爸爸来承担。其实，所有这些貌似怪异的生育行为，都是为了在严酷的条件下尽可能多地产卵又尽可能多地保证卵的存活率，是在特殊的生存环境中为了追求后代利益最大化，而形成的一种最"合理"的生存策略。

三、海马药用

海马是一味名贵的滋补类中药材，素有"北方人参，南方海马"之说。海马在我国具有悠久的药用历史，主要用于女人难产和男人壮阳。明代以前主要用于妇女难产，起催产的作用。如《本草经集注》载："海马，主易产。"《本草拾遗》中有："主妇人难产。"明代之后，海马的功效得到了扩大。如李时珍的《本草纲目》记载："暖水脏，壮阳道，消瘕块，治疗疮肿毒。"随着西医技术的快速发展，现在海马已经很少用于难产了。中医认为，海马味咸、甘，性温，入肝、肾经，主要具有补肾壮阳、活血散结、消肿止痛、纳气平喘等作用。海马补肾壮阳的作用对于男女都适用。比如男性肾阳亏虚所致的阳痿早泄，女性肾阳虚导致的宫冷不孕，以及老年人的尿频、遗尿、小便不利等症。

海马活血散结的功效可用于癥积积聚及跌扑损伤。癥积积聚指的是一些实体的肿块，比如现在说的肿瘤等。纳气平喘作用主要治疗肾虚不纳气引发的喘症。

再有就是大家比较关心的怎么服用海马问题。因为海马比较名贵，通常是入丸剂或散剂，或是研磨冲服，或者是泡酒使用，泡完酒后的海马常被嚼服食用。除内服外，海马也偶尔被外用涂敷于患处。

最后，让我们用一首诗来结束今天的话题：此物本应天上有，龙马之相费疑猜，雄代雌孕伉俪深，多子多福枝叶开。

供稿人：山东中医药大学　刘红燕

仙草人参

　　人参被称为百草之王，自古以来就被赋予了许多神奇的色彩。直至今天，人参仍有很多神奇之处令人不解：作为一种草本植物，它却可以穿越春秋，以超强的生命力拥有千年寿命。人参发音与人身相同，五片复叶与手掌形同，种子与肾脏外形接近；孕育周期270天，恰如怀胎十月；主根与人类形体相似，具有头身腿等身体形态。这些愈加增添了人参的神奇色彩。而《红楼梦》中黛玉久服的人参养荣丸、贾瑞续命的独参汤则进一步深化了人们对人参功效的认识。然而，这样一味神奇之药，自古至今却一直争议不断。

　　清代著名医药学家徐灵胎在《医学源流论》中写到："天下之害人者，杀其身，未能破其家……先破人之家而害其身者，人参也。人参乃医家邀功避罪之圣药，病

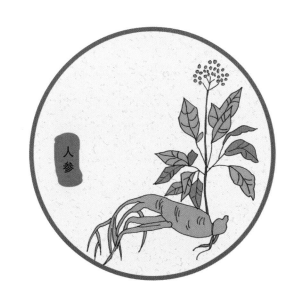

家好补，医家如此而害人。今医家用参救人者少，害人者多。"这段话讲天下的贼，或是拿人钱财，或是害人性命，但是人参却先劫人钱财，后伤人性命。可以看出，徐灵胎先生对人参的态度非常偏颇，不但不推崇人参，反而认为人参是谋财害命之品。

直至今天，人参产生不良反应的诸多报道仍使其处在风口浪尖上。如，有婴儿连续服用人参发生中毒反应；有儿童连续服用人参导致性早熟；有成人连续服用人参导致高血压；甚至有成人因为一次服用 40g 人参而死亡；此外，还有人服用人参后出现了身体不适、流鼻血、失眠等"人参滥用综合征"。说到这里，我们不禁产生了疑惑，人参究竟是一味良药还是一味毒药呢？现在，让我们一起解读人参之毒药、良药之争吧。

一、人参传奇

相信很多人都听说过那个美丽的传说：千年人参是一个穿红肚兜的胖小孩，须把穿有红绳的针缝到它的肚兜上，才能防止其逃跑。野山参真的会跑吗？野山参在缓慢生长过程中，除了要经受暴雨、冰雹等自然灾害的侵袭，还要遭遇虫吃鼠咬、野兽践踏等意外伤害，一旦遇到外来伤害，人参就会将露出地面的茎叶脱落，进入休眠状态，躲在地下不出来，这个过程可能持续三年五年甚至十余年，当人们再次去它生长的地方寻找时，发现它不见了，就认为它跑掉了。由于人们对人参的喜爱与尊崇，长久以来就演绎成千年人参是个会跑的胖小孩的美丽传说。

在老一辈挖参人的心目中，人参是一种仙草灵药，有毒蛇守护其生长。深山密林中，人参常常与杂草混杂在一起，极不容易寻找。但是，人参是一种季节性很强的植物，每年农历七月，人参籽成熟变红，在杂草中显得异常醒目。人参籽变红以后非常诱人，通常会引来鼠、鸟类等小型动物采食，而鼠和鸟恰恰又是蛇类的美食。人参参龄越长，其果实越红越大越诱人，潜伏在它附近的毒蛇往往也越大越多。故，千年人参必有毒蛇守护是很有道理的。而老的放山人（挖参人）恰恰也是利用了人参籽变红易于被发现的现象来寻找人参。

二、救命和治病的药

在古代，人们常说人参是救命的药，也是治病的药。

为什么说它可以救命呢？因为人参可大补元气、复脉固脱，用于治疗脱证。脱证是临床上的一种重症和危症，患者主要表现为突然昏迷不醒、呼吸微弱、脉微欲绝，并常伴有四肢厥冷、冷汗淋漓等阳虚表现。在古代，针对这种临床危重病症的急救措施，就是灌服大剂量人参汤，其用量一般会用到30g或以上，所以人们常说人参是一味救命的药。

为什么说人参又是治病的药？因为人参是一味补虚药，是补气药的领军药，即补气作用非常强。人参可补脏腑之气，即补脾气、补肺气、补心气、补肾气。当然野山参价格昂贵，如果气虚程度并不重，那么可以用党参来替代。党参也是一味补气药，可以补肺气和补脾气，虽然补气之力比人参要弱一些，但价格相对便宜，可作为人参的替代品使用。

如果是补儿童的肺气和脾气，就不推荐用人参了。因为人参入肾经，肾气不虚的儿童服用后会导致性早熟。如儿童脾气虚、肺气虚，我们推荐使用太子参。

人参还具有补气生津和补气养血的作用，根据气血相生理论，临床上主要用于气津两伤的口渴多饮症。比如夏天，气温很高，我们出汗之后，在口渴的同时会有乏力现象，这就是津随气脱、气津两伤导致的，这时可使用生脉饮或生脉注射液，方中人参补气生津，麦冬养阴，五味子止汗，共同治疗气津两伤症状。人参还有安神的功效，主要治疗心气虚或心血虚导致的失眠、心悸，并伴有心慌、易醒症状。

人参还具有益智的作用，即可以改善智力。在临床上可消除用脑过度引起的脑疲劳，比如连续加班造成的失眠、记忆力下降等症状，或儿童、青少年、中老年人因为肾精不足造成的智力发育迟缓、记忆力下降等。

人参到底是一味良药，还是一味毒药？中医治病，讲究的是辨证施治，没有出现虚象的情况下应用补虚药就会出现不同的副作用。所以，徐灵胎会有"人参杀人无过"的言论，言辞虽然偏颇，但分析其渊源，正是针对当时用参不当的盛行现象而提出的。

最后，让我们用一首诗来结束今天的话题：安神益智补气津，复脉固脱吊命魂，畏热喜阴毒虫护，百草之王是人参。

供稿人：山东中医药大学　刘红燕

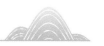

紫苏

说起紫苏，很多人第一反应便是做菜。紫苏自带独特气味，不仅可直接作为蔬菜食用，还可作为多种食材的配料。我国八大菜系之一的湘菜便极爱用紫苏，如紫苏牛蛙、紫苏鱼汤、紫苏仔鸡、紫苏小龙虾、紫苏桃子姜、紫苏炒田螺等等。事实上，紫苏是卫生部（现卫健委）第一批公布的药食两用之品。

除了中国，日本和韩国等国餐饮也爱用紫苏。日本料理中就常用紫苏叶来包裹鱼、虾之类的海产品，不仅美观，还能保鲜。

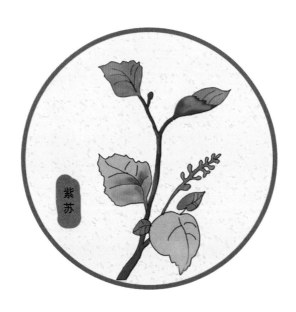

紫苏

而在韩国，紫苏常被拿来做泡菜，或配烤肉吃来解腻；到了越南，紫苏则成了米粉的"黄金搭档"。由此可见，紫苏简直就是食材界的"团宠"。那紫苏是一种什么样的药材？为什么会受到如此多的宠爱呢，今天我们就来聊一聊这味能佐鱼、虾、蟹、螺、蚌的料理之王。

一、紫苏文化

紫苏在我国栽培和使用的历史悠久，早在两千多年前的《尔雅》中就有对"蘇"的记述。关于其名字，传说三国时期华佗称其为"紫舒"，"紫"是因叶子的颜色是紫色，"舒"是因为有理气通窍的功效，久而久之，慢慢就叫成了紫苏。李时珍也解释说："苏，从酥，音酥，舒畅也。"即紫苏代表着舒畅调达，令人愉悦。

在宋代，紫苏最著名的用途便是做"熟水"。熟水是在烧开的水里加特定的物品煎泡而成，有点儿类似今天的花草茶。熟水在宋代非常流行，"紫苏熟水"更因"能下胸膈滞气"，被翰林院奉为熟水中的上品。关于紫苏熟水的做法，《居家必用事类全集·己类》中有记载："紫苏叶，不计多少。须用纸隔焙不得翻。候香先泡一次。急倾了再泡。留之食用。大能分气。只宜热用，冷伤人。"大体意思是将紫苏叶放在纸上焙干，闻到香气时用开水冲泡，需要多少焙多少，这是因为紫苏叶中含有的芳香类物质受热易挥发，所以紫苏叶不宜久煮久泡。另外，紫苏熟水不宜冷饮，热热地喝下效果更好。

关于紫苏的食用方法，明代李时珍曾记载："紫苏嫩时有叶，和蔬茹之，或盐及梅卤作菹食甚香，夏月作熟汤饮之。"意思是紫苏既可生食，又可作汤或腌渍使用。现代研究显示，紫苏有良好的抗真菌和抗细菌活性，常被用作食品防腐剂来腌制食品。目前，我国南方不少地方仍保留着泡菜时加紫苏叶或杆的习惯，以防止泡菜液中产生白色的病菌，也就是俗称的"不生花"。

二、紫苏的品种

紫苏在我国栽培广泛，植物变异也较大，根据叶面和果实颜色不同分为很多种。我国历代本草记载较多的有紫苏和白苏（又称"荏"）两种。陶弘景在《名医别录》中记载紫苏："苏，叶下紫色而气甚香者。"又称白苏："其无紫色不香似荏者多野苏，不堪用。"这里的"苏"就是紫苏，而"荏"就是白苏。由此可见，白苏叶片不呈紫色且香味不足，不建议做药材用。《中国药典》规定药用紫苏是专用一面绿一面紫或两面都紫的品种，而两面发绿的紫苏一般用于菜食或种子榨油，我们称之为油苏或菜苏。

除了紫苏及白苏外，还有一种常见的植物叫回回苏，它在《本草纲目》记载中就与紫苏、白苏齐名，是紫苏的变种植物。李时珍称其为"花紫苏"，描述其形态为"其叶细齿密钮，如剪成之状，香色茎子并无异者，人称回回苏云"。回回苏又称鸡冠紫苏，叶片边缘具有狭而深的锯齿，食用为主。

三、紫苏药用

作为知名的"药食同源"植物，紫苏在料理界打下一片江山的同时，在中药界也小有建树。不论是苏叶、苏花，还是苏梗、苏子、苏蔸（苏根），均能入药，堪称浑身是宝。古人就曾因紫苏药用价值高而赋诗曰："舍去一身为济世，令人五体尽安康。"虽然紫苏浑身是宝，但临床上常用的只有紫苏叶、紫苏梗和紫苏子这三味药。三者入药部位不同，功效各有偏重。紫苏叶善于解表散寒、行气和胃；紫苏梗在处方中多用其老梗，善于理气安胎；而紫苏子则能降气化痰、止咳平喘。

紫苏叶味辛，性温，入肺、脾经，具有解表散寒、行气和胃的功效，临床上主治风寒感冒、咳嗽呕恶、妊娠呕吐、鱼蟹中毒等症。紫苏叶发散风寒的作用比较温和，无论是发汗解表还是发散风寒，它的力量都不强，所以一般是用于轻症，也就是说轻微感冒，邪气停留在肌表时，用点紫苏，可以把邪气赶走。

紫苏叶还适用于外感风寒兼有气滞、胸脘痞闷或恶心呕吐等症状，这些症状有点儿像西医的胃肠型感冒，即感冒后会有恶心呕吐、消化不良、腹胀或食欲不振等一系列症状。宋代《太平惠民和剂局方》中有个叫香苏散的理气方，里边就用到了紫苏，治外感风寒兼气滞造成的病症。紫苏叶跟紫苏子一样，也有祛痰止咳平喘的作用，但这个作用比较缓和、比较微弱。把这个作用跟发散风寒联合起来，可以治疗外感风寒兼有痰咳痰喘等症，既能发散风寒，解除表证，又能治疗兼有的咳喘痰多等症状。

由此可见，作为一味发散风寒的药，紫苏叶基本特征是比较温和的，用于治疗轻证。它兼有两个功效：一是行气，治疗外感风寒兼有中焦脾胃气滞的胸脘满闷这种消化道症状；二是能够化痰止咳平喘，用于外感风寒又有咳喘痰多的症状。

最后，关于紫苏能解鱼蟹之毒的作用，在古代中医药典籍上并无记载，但在民间却流传着一个小故事：相传东汉末年洛阳城里几个年轻人因吃多了螃蟹腹痛难忍，求助于名医华佗。华佗用一种"紫叶草"煎水救治了他们。这里的紫叶草就是紫苏。但现在很多人认为紫苏解鱼蟹毒的功效有点儿疑问。究竟是紫苏叶能够直接解鱼蟹毒、还是通过理气和胃、调节中焦、调畅气机来缓解中毒后的脘腹胀满、恶心呕吐症状，未有明确的答案。

如果是前者，那便是能解鱼蟹毒；如果是后者，应将该功效归于行气宽中上来，而解鱼蟹毒的功效就不再成立。

事实上，临床上真正鱼蟹中毒时吃点紫苏是不管用的，必须采取一些急救方法来处理。现在将紫苏作为烹饪鱼类时的调味品，主要是利用了紫苏的芳香。汉代张衡《南都赋》中"苏荽紫姜，拂彻膻腥"的记载支持了这一观点，这句话的意思是紫苏、茱萸、紫姜能去腥臭味。元代倪瓒的《云林堂饮食制度集》中就介绍了一种煮蟹法："用生姜、紫苏、桂皮、盐同煮。大火沸透便翻，再一大沸透便啖。"

相较于紫苏叶，紫苏梗的作用就更加平和，它性温，没有发散风寒的作用，一般在治疗风寒表证的方中基本上不用紫苏梗。但紫苏梗有比较缓和的行气宽中作用，多用于气滞胸闷，又因为它作用缓和，不会伤及胎儿，常被用于孕妇恶心呕吐或者气机不畅等症。紫苏子性辛温，归肺、大肠经。中医传统理论认为"诸子皆降"，意思是说种子类的药材药性是下降的，这与苏子"主入肺经，善降肺气"的特点相吻合。此外，紫苏子属于种子类药材，富含油脂，性降质润，还能化痰涎、润肠通便。

最后，用宋代章甫《紫苏》中的几句诗来结束今天的话题：
紫苏品之中，功具神农述。
为汤益广庭，调度宜同橘。
结子最甘香，要待秋霜实。
作腐翳粟然，加点须姜蜜。

供稿人：山东中医药大学　刘红燕

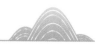

"一源三歧"话同源中药

"一源三歧"首见于唐代王冰《重广补注黄帝内经素问》，原意指的是：任脉、督脉、冲脉，此三脉皆起于胞中，同出于会阴而异行。由此联想到中药材中有些同出于一株植物，或因为药用部位不同，或因为炮制方法各异，而出现功效不同甚至功效相反的情况，也恰有"一源三歧"之义。

一、大青叶、板蓝根、青黛

三种药材同出于十字花科二年生草本植物菘蓝。

大青叶来源于菘蓝的叶或枝叶，于夏秋采收叶片，晒干生用或鲜用。功效为清热解毒、凉血消斑。用于温病高热，神昏，发斑发疹，痄腮，喉痹，丹毒，痈肿。

板蓝根来源于菘蓝的根，晒干用。功效为清热解毒、凉血利咽。用于温疫时毒，发热咽痛，温毒发斑，痄腮，烂喉丹痧，大头瘟疫，丹毒，痈肿。

青黛来源于菘蓝叶中的色素，经加工制取，干燥而成。功效为清热解毒、凉血消斑、泻火定惊。用于温毒发斑，血热吐衄，胸痛咳血，口疮，痄腮，喉痹，小儿惊痫。

以上三种药材同出于菘蓝，一为叶，一为根，一为叶中提取的色素，功效基本相同，侧重点又稍有不同。

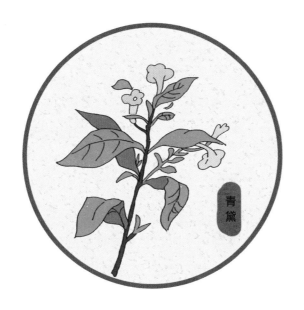

青黛

二、紫苏叶、紫苏梗、紫苏子

三种药材均来源于唇形科一年生草本植物紫苏（皱紫苏）。

紫苏叶来源于紫苏的叶，或带嫩枝，采摘后阴干用。功效为发表散寒、行气宽中。用于风寒感冒，咳嗽呕恶，妊娠呕吐。

紫苏梗来源于紫苏的茎，采收后晒干用。功效为理气宽中、止痛、安胎。用于胸膈痞闷，胃脘疼痛，嗳气呕吐，胎动不安。

紫苏子来源于紫苏的干燥成熟果实。秋季果实成熟时采收，晒干，生用或微炒。功效为止咳平喘、润肠通便。用于痰壅气逆，咳嗽气喘，肠燥便秘。

以上三种药材同出于紫苏，一为叶，一为茎，一为成熟果实，但是功效同中有异。

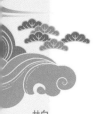

三、生姜、干姜、炮姜

三种药材同出自姜科多年生草本植物姜的根茎。

生姜（鲜姜）来源于生姜的新鲜根茎，洗净，切片生用，也可捣汁用。功效为发汗解表、温中止呕、温肺止咳。用于风寒感冒，胃寒呕吐，寒痰咳嗽，鱼蟹中毒。

干姜来源于生姜的干燥根茎。功效为温中、回阳、温肺化饮。用于脘腹冷痛，呕吐泄泻，肢冷脉微，寒饮喘咳。

炮姜来源于生姜的干燥根茎，经炒至表面微黑，内成棕黄色而成。功效与干姜相似，但温里作用弱于干姜，而长于温经止血。用于虚寒性出血，如吐血、便血、崩漏等，亦可用于脾胃虚寒之腹痛泻痢。

以上三种药材同出于生姜，均来源于姜的根茎，一为鲜用，一为干用，一为炒用，功效各有特点。

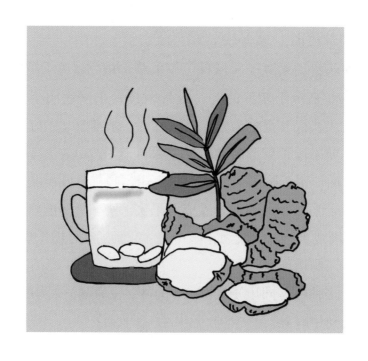

同一种植物来源，因部位不同可能成为不同的药材，它们的药性与药效也会有所不同；也有来源于一种植物同一部位的药材，因加工炮制的不同，出现药性与药效差异，从而形成不同的药材品种。如此情形，需要加以区分，区别运用，各取其效。

供稿人：淄博市中心医院　李一鸣

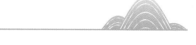

中药里的十二生肖

十二生肖，又叫属相，包括鼠、牛、虎、兔、龙、蛇、马、羊、猴、鸡、狗、猪。大家喜欢把生肖作为春节的吉祥物，成为娱乐文化活动的一种象征。其实，中药里也暗藏着十二生肖，让我们一起看看是哪些中药吧！

一、鼠——鼠尾草

生长环境：生于山间坡地、路旁、草丛、水边及林荫下。分布于江苏、安徽、浙江、江西、湖北、福建、台湾、广东、广西等地。

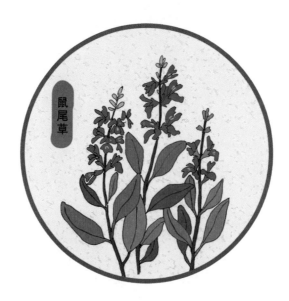

鼠尾草

功效作用：解毒消肿，可以治疗跌打损伤。

二、牛——牛膝

生长环境：生于屋傍、林缘、山坡草丛中。牛膝喜温和、干燥的环境气候，不耐严寒，排水良好、深厚肥沃的砂质土壤等适宜栽培。

药用功效：可以滋补肝肾、强筋健骨，治疗腰膝酸痛。

三、虎——虎杖

生长环境：产于中国陕西、甘肃、华东、华中、华南、四川等地；朝鲜、日本也有分布。生于山坡灌丛、山谷、路旁、田边湿地。

药用功效：有利湿退黄、清热解毒、散瘀止痛、止咳化痰等功效，可以治疗黄疸。

四、兔——菟丝子

生长环境：产于黑龙江、吉林、辽宁、河北等省。生于海拔 200~3000m 的田边、山坡阳处、路边灌木丛或海边沙丘，通常寄生于豆科、菊科、蒺藜科等多种植物上。

药用功效：可以补益肝肾、固精缩尿、安胎、明目、止泻，可以用于治疗目暗不明。

五、龙——龙胆草

生长环境：多产于西南高山地区，北京周边、祁连山区只有少数几种。耐寒，喜光，耐半阴，喜肥沃及排水良好的砂质土壤。

药用功效：清热燥湿，泻肝胆火，可以治疗惊风抽搐。

六、蛇——蛇莓

生长环境：植物蛇莓，分布于辽宁以南各地，生于山坡、河岸、草地、潮湿的地方。

药用功效：清热解毒，散瘀消肿，凉血止血。可以治疗蛇毒，出血。

七、马——马齿苋

生长环境：肥厚多汁，无毛，高 10~30cm，生于田野路边及庭园废墟等向阳处。国内各地均有分布。

药用功效：清热解毒，凉血止血，止痢。可以治疗拉肚子。

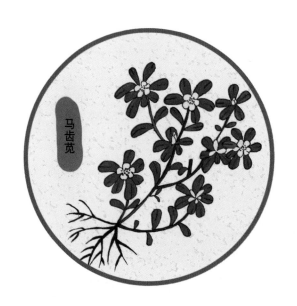

马齿苋

八、羊——羊蹄草

生长环境：产于广东、广西、福建等地。生于田园、路边或草丛中。

药用功效：凉血消炎。治伤口感染、红肿。

九、猴——猴头菇

生长环境：猴头菇是一种木腐菌，属中温型，菌丝在

6~30℃温度范围内均可生长，适宜温度25℃左右，菌丝培养不需要光线照射。

药用功效：健脾养胃，助消化，主治消化不良。

十、鸡——鸡内金

来源：为雉科动物鸡的干燥砂囊内壁。杀鸡后，取出鸡肫，立即剥下内壁，洗净，干燥。

药用功效：健胃消食，治疗食积。

十一、狗——狗脊

生长环境：主产于福建、四川等地，云南、贵州、浙江、广西等地亦产。

药用功效：强腰膝，治疗腰膝酸软、下肢无力。

十二、猪——猪苓

生长环境：生长在海拔500~1500m斜坡山区，于半阴半阳坡地野生林中，多生于枫根下，结成块状。

药用功效：利水，治疗尿频、尿急、尿痛。

供稿人：山东中医药大学附属医院　齐明月

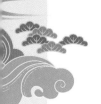

重阳畅秋志，养生话菊花

"采菊东篱下，悠然见南山""待到秋来九月八，我花开后百花杀，冲天香阵透长安，满城尽带黄金甲""莫道不消魂，帘卷西风，人比黄花瘦"，咏菊的诗词多有名篇。菊花作为历代文人墨客心中的四君子之一，不断被赋予淡泊、孤傲清高、婉约感伤等气节品格。汉魏以来，重阳节就有登高望远、佩茱萸、饮菊花酒的习俗；自唐宋后，重阳节赏菊成为风俗，流传至今。

菊花又名节华、女节、女华、更生、金精，为菊科植物菊

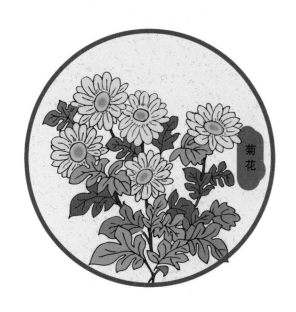

菊花

的头状花序，它不仅可用于观赏，更是一味解表清热的良药。药用菊花主产于浙江、安徽、河南及四川等地，多于霜降前花正盛开时采收，其味甘、辛、苦，性微寒，归肝、肺经，能疏风清热、解毒明目。根据产地，菊花可分为亳菊、滁菊、杭菊、贡菊等品种。

一、亳菊

主产于安徽亳州，花朵干燥后呈倒圆锥形或圆筒形，有时稍压扁呈扇形，直径约 2cm，瓣多紧密，花序的绝大部分为白色舌状花，中央为极少数短小的淡黄色管状花。

二、滁菊

主产于安徽滁州，呈不规则球形或扁球形状，与亳菊类似，但花朵更小，更紧实。《本草纲目》记载："滁州菊，单瓣白色，味甘为上。"

三、杭菊

主产于浙江嘉兴桐乡，又分为杭白菊和杭黄菊。杭白菊，又名白茶菊，花朵呈不规则压扁状，朵大，瓣宽而疏，摘取花序，蒸后晒干后用。杭黄菊，又名黄甘菊，形状与杭白菊相似，但花呈黄色至淡棕色，以炭火烘干后用。

四、贡菊

主产于安徽黄山歙县，亦称徽菊。形似滁菊，干燥后花朵呈扁球形或不规则球形，瓣细而厚。古代常被作为贡品献给皇帝，故名"贡菊"。

亳菊、滁菊、杭菊、贡菊共称为中国四大名菊。根据产地不同，还有怀菊（河南）、祁菊（河北）、川菊（四川）等。

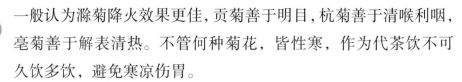

一般认为滁菊降火效果更佳，贡菊善于明目，杭菊善于清喉利咽，亳菊善于解表清热。不管何种菊花，皆性寒，作为代茶饮不可久饮多饮，避免寒凉伤胃。

　　以上就是市面上常见的药用菊花。中药中另有一味野菊花，为菊花的近缘植物，广泛分布在全国各地。野菊花别名苦薏，全草入药。相比菊花，野菊花苦味更重，清热解毒之力较菊花更强，主要用于痈肿、疔毒、疮疡、咽喉肿痛等火热证。因其味苦性寒，不适合日常代茶饮。

供稿人：山东省卫生健康宣传教育中心
（山东省中医药推广交流中心）
孙竹青　姜南　魏颖　王金凤

凉血散瘀牡丹皮，花开时节动京城

牡丹，别名鼠姑、鹿韭、白茸、木芍药、百雨金、洛阳花、富贵花，原产于我国西北部地区及秦岭一带。据花谱记载，牡丹在"丹州延州以西及褒斜道中最多，与荆棘无异，土人取以为薪，其根入药尤妙"。牡丹在我国有数千年的自然生长和一千多年的人工栽培历史，因其气质高贵，花朵硕大、花色饱满，历代文人墨客多有诗词歌咏。现在，牡丹在全国各地多有种植，

牡丹

种植面积较大较集中的有菏泽、洛阳、北京、临夏、彭州、铜陵等。

牡丹不仅能观赏，其根更能入药，称作牡丹皮。早在汉代，牡丹已经作为药使用。《神农本草经》记载："牡丹，主寒热，中风瘛疭、痉，惊痫邪气，除坚癥瘀血留舍肠胃，安五脏，疗痈疮。一名鹿韭，一名鼠姑。生山谷。"明代李时珍《本草纲目》中记载了牡丹皮的采收加工过程，秋季采挖牡丹根，除去细根和泥沙，剥取根皮，晒干，或刮去粗皮，除去木心，晒干，即是中药牡丹皮。只剥根皮的习称"连丹皮"，剥取根皮并除去木心的习称"刮丹皮"。无论是"连丹皮"还是"刮丹皮"，皆以条粗长、皮厚、粉性足、香气浓、结晶状物多者为佳。牡丹皮主产于安徽、四川、甘肃、湖北、湖南、陕西、山东、贵州等地。此外，云南、浙江亦产。以四川、安徽产量最大。安徽铜陵凤凰山所产的质量最佳，称"凤丹皮"；安徽南陵所产称"瑶丹皮"；四川垫江、灌县所产称"川丹皮"；甘肃、陕西及四川康定、泸定所产称"西丹皮"；四川西昌所产的称"西昌丹皮"，质量较次。

牡丹皮是一味常用中药，中医很多著名方剂中，皆能看到牡丹皮的身影。如六味地黄丸、桂枝茯苓丸、丹栀逍遥丸、大黄牡丹汤、青蒿鳖甲汤等，组成中皆有牡丹皮。牡丹皮味苦、辛，性微寒。归心、肝、肾经，具有清热退热、凉血止血、活血散瘀消痈肿的功效。牡丹皮凉血止血，能治疗温热病的斑疹、吐血、衄血等证，常常与犀角、生地黄配伍，如中药方剂犀角地黄汤；又能清热退热，治疗温热病后期发热，或夜热早凉及阴虚内热等证，还能用于妇女月经提前、经前发热之证。对于血滞经闭、痛经或者癥瘕等证，牡丹皮能调经，活血行瘀，通经散癥。对于痈肿疮毒，牡丹皮能发挥其清热凉血和活血散瘀的综合作用，凉血消痈肿，外部的痈肿可配伍金银花、白芷、连翘等药内服外用，内部痈肿多配大黄、桃仁等药。

现代药理研究表明，牡丹皮中含牡丹酚、牡丹酚苷、牡丹酚原苷、芍药苷等成分，有抗炎、抗凝、抑菌作用，增强免疫系统的功能。需要说明，牡丹皮虽然功效丰富，但因其味苦，性微寒，血虚有寒者、孕妇和月经量多者不宜使用。

注：文中中药内容参考《中药大辞典》，所载药方及治疗方法必须在专业医师指导下使用，切勿盲目尝试。

供稿人：山东省卫生健康宣传教育中心
（山东省中医药推广交流中心）
孙竹青　姜南　魏颖　王金凤

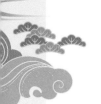

传统染料里的中药——红花

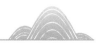

中国古法色谱尊卑分明，暗藏玄机。红色暗含了丰富的神圣情感和礼制色彩，鲜艳明媚的红色，代表着中国人对自然的敬畏和对美好生活的向往。如何从大自然和生活中找寻染红的密码，中国人一直不缺智慧和向往。根据区域不同，红色染料主要有茜草、红花、苏木等，染就红色最为靓丽浓厚的当属红花。

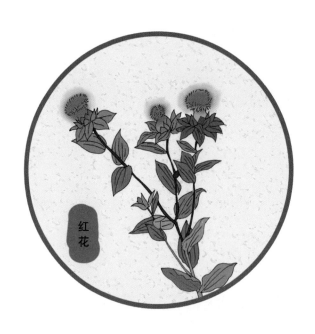

红花

红花，别名红蓝花、红蓝草、草红花，是菊科草本植物红花的筒状花冠，多产于河南、湖北、四川、云南、浙江等地，夏季开花，开花时花丝色黄，经过日晒，花丝逐渐转红，当花丝由黄转为鲜红时采摘，阴干后使用。除了用于染红，红花的茎叶可以加工成饲料，籽能榨制红花油，其花朵更是一味活血祛瘀的良药，其味辛，性温，归心、肝二经，能活血化瘀、通经。

红花破血活血，调和经脉，辛散温通，对于女性痛经、闭经、产后腹痛、跌打损伤痛，以及关节疼痛等有较好疗效。临床使用时，红花常常与桃仁、当归、川芎、赤芍这几味活血化瘀药配合使用。另外，对于斑疹或者痤疮，红花配伍清热解毒凉血的紫草、大青叶等，能活血凉血，祛瘀化滞，消退痘疮斑疹。红花因活血祛瘀效果甚佳，被广泛应用于临床各科，尤其是妇科。妇科常见的中药汤剂如桃红四物汤、血府逐瘀汤、通窍活血汤、复元活血汤等方剂中，皆能看到红花的身影。日常保健，可以用红花配合艾叶、生姜等泡脚，能通经活络，温通经脉，对于女性气血瘀滞、面色晦暗、月经不畅或痛经、四肢怕冷、老年人冠心病、心绞痛、下肢静脉曲张、四肢麻痹疼痛等皆有缓解。但因红花活血行血，故而孕妇忌用。

需要注意的是，红花和藏红花可不是一种药，不要混淆。藏红花又名番红花，是鸢尾科多年生草本植物番红花的干燥花柱头，产于欧洲及中亚地区，以往多自印度、伊朗经西藏或者香港输入，现在在我国浙江、上海等地已有引种生产。藏红花味甘性寒，与红花相似，皆能活血化瘀、通经，但藏红花活血化瘀效果更强，且其性寒，比红花更善于清热。藏红花货少价贵，因而临床应用较红花少，用量亦少。

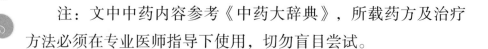

注：文中中药内容参考《中药大辞典》，所载药方及治疗方法必须在专业医师指导下使用，切勿盲目尝试。

供稿人：山东省卫生健康宣传教育中心
（山东省中医药推广交流中心）
孙竹青　姜南　魏颖　王金凤

传统染料里的中药——青黛

"青出于蓝而胜于蓝""青青子衿，悠悠我心""拣丝练线红蓝染，染为红线红于蓝"，关于色彩的诗词总是温暖又美好。丝路绵延，岁月转身，古人描述的这些颜色，是如何在布衣华服中斑斓显现呢？

植物染，又称草木染、天然染，是利用植物的根茎花叶果实等为染料，染就丝、麻、棉、毛等布料。早在西周时期，周

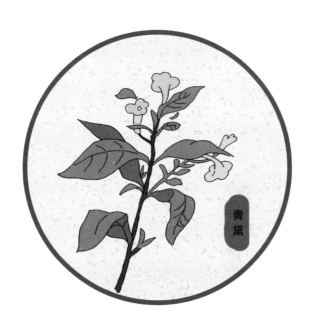

青黛

公旦的政府机构中就设有"染人"职务，专门负责染色。春秋战国时期，已经能用蓝草制出靛染青色，常用的植物染料如青黛、栀子、红花、紫草、茜草等。其实这些染料不仅能染就颜色，更是疗疾治病的良药。

说起染料里的中药，不得不谈的就是青黛了。青出于蓝而胜于蓝，青黛，即是一场青与蓝的凤凰涅槃。青黛，别名靛花、靛沫花，是菘蓝、马蓝、蓼蓝、木蓝、草大青等叶中的色素。将菘蓝、马蓝、蓼蓝等茎叶，放入水缸中浸泡数日发酵，水变深蓝后，加入石灰，搅拌沉淀，即得蓝靛，蓝靛为古代蓝色染料。搅拌后产生的大量泡沫，称靛花，捞出晾干即为青黛。青黛味咸，性寒，归肝、肺、胃经，能清热解毒，凉血散肿。临床上，青黛清热解毒，多用于治疗热毒及血热导致的吐血、衄血、小儿惊风、发热、痉挛等；另外，青黛能消肿，用于痄腮肿痛及热毒痈疮，亦有很好的效果。青黛药用多作散剂冲服，或做丸药服，也可外用干敷或者调湿敷于患部。

青黛，大家可能稍微陌生，但与青黛"同根生"的板蓝根，大家就熟悉多了。板蓝根为菘蓝或马蓝的根，别名蓝靛根、靛青根，初冬采挖，晒干后用。与青黛相比，板蓝根不仅清热解毒，更能利咽消肿，因而其制剂成为多数人家中必备的"感冒药"。除了板蓝根，与青黛"同根生"的还有大青叶。大青叶即菘蓝、马蓝、蓼蓝、草大青等的叶或枝叶，夏秋采收叶片，晒干生用，或鲜用。大青叶能清热解毒、凉血消斑、利咽消肿，对发热、口渴、烦躁、咽喉肿痛等有较好疗效。新鲜大青叶打汁饮用，能治疗咽喉肿痛；新鲜大青叶捣碎外敷于热疮处，能清热解毒、消肿止痛。常用的中成药复方板蓝根颗粒，主要由板蓝根和大青叶组成，板蓝根与大青叶两者合用，可增强清热解毒、凉血利咽的功效。

注：文中中药内容参考《中药大辞典》，所载药方及治疗方法必须在专业医师指导下使用，切勿盲目尝试。

供稿人：山东省卫生健康宣传教育中心
（山东省中医药推广交流中心）
孙竹青　姜南　魏颖　王金凤

传统染料里的中药——栀子

提起栀子，大家可能会想起那首歌曲——《栀子花开》，"栀子花开啊开，栀子花开啊开，像晶莹的浪花，盛开在我的心海"，轻轻的音乐淡淡地描述着离别的心情。栀子别名越桃、山栀，为茜草科栀子属常绿木，在我国长江以南各个省份均有种植。栀子种类繁多，因其品种不同，功能亦有区别。一般认

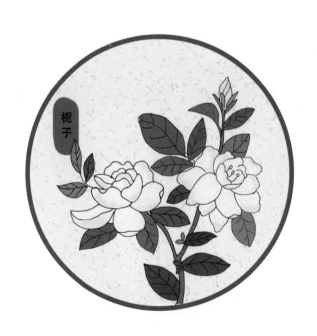

栀子

为，栀子可分为山栀子、水栀子及观赏型栀子三大类。栀子入药及染色多用其成熟果实，古人多以山栀子入药，水栀子入染，观赏型栀子只开花不结果，因而药用价值低，甚少用于染色。

自秦汉以来，栀子成为中原地区应用最广泛的黄色染料。栀子染色可以不用媒染剂，工艺简单，西汉马王堆出土的染织品的黄色就是以栀子染色获得的。古人用酸来控制栀子染黄的颜色深浅，染色时加入的酸性物质越多，染出的黄色越深。遗憾的是，栀子染出的黄色不耐日晒，多用于染一些室内用品，或作为其他染材的底染。栀子中含有可食用的天然色素，除了染布料丝线以外，还可用于米饭、糕点的着色。广西壮族、布依族三月三包的五色糯米饭，其中黄色的糯米饭就是用栀子或密蒙花着色。福建福鼎过年有蒸黄粿的习俗，黄粿即用大米和栀子做成的黄年糕，色泽鲜黄，软糯味美。

药用栀子多于秋冬季节采收，其味苦，性寒，归心、肺、胃、三焦经，能清热利湿、泻火除烦、凉血解毒，是中药里清热的"高手"。栀子清泻心、肺、胃经之火，因而善于治疗热病心烦、郁闷、烦躁不宁，甚至高热烦躁、神志不清、胡言乱语等。另外，栀子清热利湿，对于黄疸、发热、小便黄赤等有很好的疗效，常常配伍茵陈、大黄等中药，增强利湿、退黄的作用。栀子除了内服，亦可外用，将栀子打粉，用水或者醋调和成糊状湿敷，能消肿止痛，对于外伤肿痛有良效。

栀子苦寒降泻，易伤气机，对胃有刺激性，脾胃虚弱之人服用易呕吐，临床使用中常将栀子炒黄或者炒焦，以缓和其苦寒之性，降低对胃的刺激，炒黄后称黄栀子，炒焦后称焦栀子。将栀子炒炭后称栀子炭，炒炭能缓和栀子的烈性，增强其收敛止血的功效。栀子炭凉血止血，常用于治疗血热导致的吐血、流鼻血、尿血等。

注：文中中药内容参考《中药大辞典》，所载药方及治疗方法必须在专业医师指导下使用，切勿盲目尝试。

供稿人：山东省卫生健康宣传教育中心
（山东省中医药推广交流中心）
孙竹青　姜南　魏颖　王金凤

第五篇

齐鲁医学文化

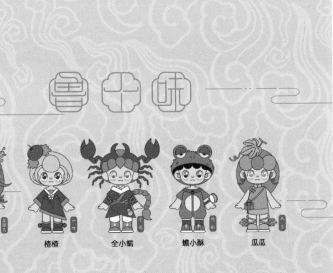

小花　　楂楂　　全小蝎　　蟾小酥　　瓜瓜

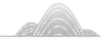

什么是齐鲁医学

一、齐鲁医学的发展历程和文化源流

齐鲁医学是指产生于齐鲁大地、根植于齐鲁文化而形成的具有地域性特色的医学流派和学术群体。它的外延包括受到其学术思想影响，在其他地区继续传承和发展的各医家思想。齐鲁医学名家的代表人物，如春秋战国时期的扁鹊、秦汉时期的公孙光、公乘阳庆、淳于意、高期、冯信、王禹、唐安、楼护，魏晋南北朝时期的王叔和、李修、羊欣、徐氏世家、许智藏，宋元时期的钱乙、董汲、成无己、马丹阳、丘处机、纪天锡，明清时期的黄元御、翟良、臧应詹、王象晋、岳含珍等，他们的著作几乎涉及中医理论与临床的所有领域，既具有医学的地域性特点，又蕴含着齐鲁文化，对中医学的继承和发展发挥了巨大的作用。

二、齐鲁中医文化与其他地域的中医文化相比之优势

齐鲁文化是中国文化的重要组成部分，是中国传统文化的主干之一。特别是以孔子为代表的儒家文化，上承三代，下启百世，将中华数千年文化传统联为一体，表现出强大的凝聚力、广阔的包容性和顽强的生命力，其仁爱思想、致中和理论对中医学影响极大。另外，稷下学宫，又称稷下之学，战国时期田

齐官办高等学府，位于齐国国都临淄（今山东省淄博市）稷门附近，为当时百家学术争鸣的中心，其中精气学说、阴阳五行学说奠定了中医学的理论基础。儒家思想、精气学说、阴阳五行学说等共同构筑了齐鲁文化的内核。

　　齐鲁文化及在其影响下形成的齐鲁医学，对于整个中医学的形成与发展来说，至关重要、无可取代，特色鲜明。齐鲁医学不仅名医辈出，医术超群，而且在齐鲁文化陶冶下，成就了颇具特色的齐鲁医药文化。例如：齐鲁汉画石中有大量反映中医学历史、诊疗、养生等的内容，对于研究中医学产生、发展与演变具有重要意义。东阿阿胶的生产与应用已有2500多年的历史，在长期的制作与服用过程中，不仅形成了独有的阿胶加工工艺和技术，而且形成了独有的阿胶文化。

供稿人：山东中医药大学　田思胜

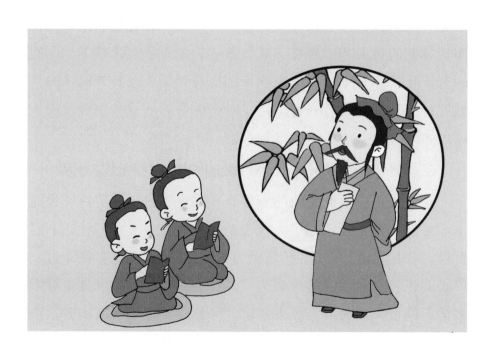

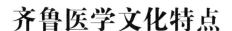

齐鲁医学文化特点

齐鲁医学文化特点主要表现在以下三个方面。

一、儒家文化医乃仁术的齐鲁医学特色

儒家文化是齐鲁文化的主干，"仁"是儒学的最高道德准则，其核心是"爱人"，即对人的关心、关爱和尊重。"爱人"原则首先是尊重人的生命。中医学乃生生之道，其本质是从生命角度给人以关爱，是"爱人"的最根本体现。医学从本质上讲包括自然与人文双重属性。其自然属性主要表现为诊疗技术层面的内涵，人文属性主要表现为人道层面的内涵。医学技术与人道是密不可分的，这一特点在齐鲁医学理论和实践中体现得十分突出，而且在齐鲁医学的长期发展过程中形成了"医乃仁术"的学术特色。

二、稷下学宫哲学思想的阴阳五行与精气学说体系

源于中国古代哲学的阴阳五行学说和精气学说，是中医学的重要理论与思想基础。而阴阳五行与精气学说的形成，与齐鲁文化和稷下学宫学术争鸣有着十分重要的关系。阴阳与五行的观念源远流长，最早将阴阳与五行结合起来而建立起阴阳五行学说的是战国时期的邹衍。在探讨宇宙奥秘方面，《管子》提出了"精气"构成宇宙的思想，认为"精气"是构成宇宙万

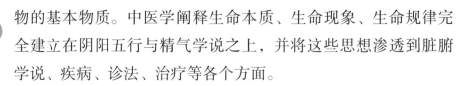

物的基本物质。中医学阐释生命本质、生命现象、生命规律完全建立在阴阳五行与精气学说之上，并将这些思想渗透到脏腑学说、疾病、诊法、治疗等各个方面。

脏象学说是中医学理论的核心。在《内经》中曾把心比为君主之官，其余脏腑按其功能配以官名，如肝为将军之官、肺为相傅之官、胆为中正之官。人的身体就像一个国家，五脏、六腑、四肢、九窍均在心君的统帅之下各行其是。而这些理论的建立与齐鲁文化关系密切，如《管子·心术下》讲："心安是国安，心治是国治也，治也者心也，安也者心也。"在"智效一官，行比一乡，德合一君，而征一国"的思想影响下，中医学引而申之，发展完善为脏腑理论，为阐释人体生命现象、疾病规律、辨证治疗奠定了坚实基础。

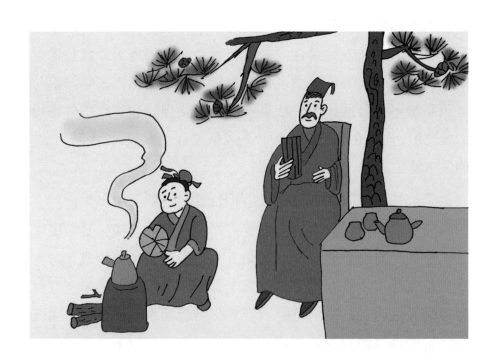

三、"致中和"中庸思想的阴阳平衡观念

中庸思想由孔子首创，是儒家的伦理道德观。其基本思想是通过"致中和"，使人达到最适宜的、最恰当的、无过与不及的最佳境界。《中庸》说："喜怒哀乐之未发，谓之中。发而皆中节，谓之和。中也者，天下之大本也；和也者，天下之达道也。致中和，天地位焉，万物育焉。"这种不偏不倚、追求中和的思维方式对中医产生了较大的影响。就人体而言，中医学强调人体自身、人与自然、人与社会的和谐，阴气平和，阳气固密，阴阳平和协调，保持相对平衡，则身体健康，精神愉快。这种阴平阳秘的状态是人体最佳的稳态，这种稳态一旦被打破，则会造成阴阳失衡，人体则患病。保持身体处于"和"的最佳状态、使生病的身体恢复"和"的最佳状态是中医学的根本目的。

供稿人：山东中医药大学　田思胜

齐鲁医学文化——扁鹊

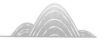

　　扁鹊是山东长清人，是中国历史上正史记载的第一位医家。司马迁在《史记·扁鹊仓公列传》中记载：扁鹊名字叫秦越人，扁鹊是他的尊号。

　　扁鹊的老师是长桑君。他年轻时是客馆负责人，长桑君经常留住扁鹊做事的客馆，长桑君认为扁鹊人品好，是自己要找的传人，于是将自己的治病秘方秘术传给了他。扁鹊学成后(大约在公元前374年)行医，走遍了今天的鲁、冀、豫、晋、陕等黄河中下游的广大地区，足迹遍及大半个中国。

　　扁鹊在诊视疾病中，已经运用了中医的望、闻、问、切四诊法，当时扁鹊称它们为望色、听声、写形和切脉。这些诊断技术都记载在《史记·扁鹊仓公列传》所记载的治病案例中。

　　在《史记·扁鹊仓公列传》中记载了扁鹊治病的很多小故事。例如扁鹊给齐桓侯治病，齐桓侯讳疾忌医的故事。他根据齐桓侯气色的变化，便推断出齐桓侯有病。齐桓侯不信任扁鹊，认为自己没病，结果病入膏肓，不治而死。再如"起死回生"的故事。扁鹊过虢国，虢太子死了，扁鹊认为这是一种尸厥，能够治愈，虢国的中庶子不相信，扁鹊便让他进去看看太子是不是还有耳鸣、鼻翼翕动、大腿至阴部仍热等症。中庶子一看果然和扁鹊说的一样，于是赶紧把扁鹊请进去。扁鹊通过给他服药，他的弟子热熨针灸，让虢太子重新苏醒过来。另外在《鹖冠子》当中也记载有扁鹊三兄弟的故事，《鹖冠子·世贤篇》记载：有一次，魏文侯问扁鹊：你兄弟三人，谁的医术最好？扁鹊回答说："长兄最善，中兄次之，扁鹊最下。"说扁鹊的大哥治病是最好的，为什么？他总是在没有病之前就进行预防，也就是我们现在讲的治未病。当然这只是一种传说，没有历史的考证，但是也说明在我们古代人们非常重视治未病。

扁鹊是我国最早的一位有记载的医生，是把中国医学从巫医到真正的医学进行区分的开端性的人物。另外扁鹊他是脉学

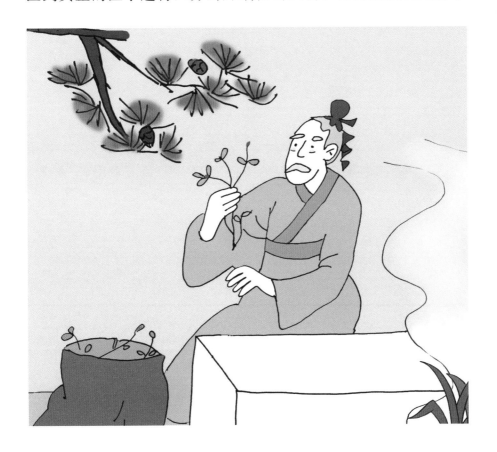

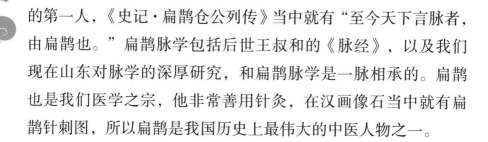

的第一人，《史记·扁鹊仓公列传》当中就有"至今天下言脉者，由扁鹊也。"扁鹊脉学包括后世王叔和的《脉经》，以及我们现在山东对脉学的深厚研究，和扁鹊脉学是一脉相承的。扁鹊也是我们医学之宗，他非常善用针灸，在汉画像石当中就有扁鹊针刺图，所以扁鹊是我国历史上最伟大的中医人物之一。

供稿人：山东中医药大学　田思胜

齐鲁医学文化——黄元御温阳思想

　　黄元御是清代山东潍坊的一个医学大家，素有"南藏北黄"之称。清代乾隆年间，山东潍坊一带出了两位赫赫有名的医生，一位是诸城的臧应瞻（枚吉），一位是昌邑的黄元御，"北黄"就是指的黄元御。黄元御的医学成就非常高，他的一生著书十余种，主要的代表《四圣心源》《素问悬解》《灵枢悬解》等，黄元御曾经给乾隆皇帝治过病，是御医，乾隆皇帝曾赐给他一个匾，叫妙悟岐黄，同时乾隆皇帝赐给黄元御玉子的棋子和楸

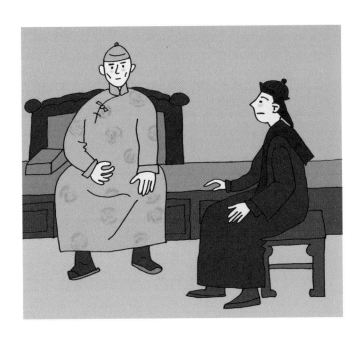

木的棋盘，所以他有一本书叫《玉楸药解》。

黄元御对于疾病的治疗非常重视中气，他认为中气脾胃的气机升降是治疗的关键，脾胃的气机升降正常，肝气就可以条达，肺气就可以肃降，心火就可以下降，肾水就可以上升，所以他在临床当中治疗非常注重升发脾胃的阳气。例如他创立的一个名方——黄芽汤，干姜、人参、茯苓、甘草来补气、健脾、温阳。我们在临床当中治疗脾胃虚弱，也多用这种温通的药物，例如炮姜、干姜、苏梗、甘松，来调达脾胃气机。医圣张仲景的名方半夏泻心汤，用于治疗痞证，痞证就是上热下寒，中焦痞塞。半夏泻心汤，用黄连、黄芩来清上火，用干姜来温下，用半夏来枢转中焦，人参、生姜、大枣、甘草来补脾胃。黄元御的这种温阳思想和医圣张仲景有一脉相承的关系，同时黄元御在治疗血瘀病中，也非常善于运用这种的温通的药物。例如黄元御创立的破瘀汤，主要治疗瘀血内阻。破瘀汤有甘草、茯苓，同时有干姜和桂枝两味药，一个温化脾阳，一个温通血脉。

我们在临床当中，对于治疗像血瘀类疾病，例如胸痹，这种瘀血痹阻于心脉，相当于现在的冠状动脉供血不足，我们常用桂枝、薤白这样的一些温通药物，同时也常用干姜来进行温通。当然在温通的基础之上，一定要加上活血化瘀的药，例如加葛根、丹参、川芎、地龙等活血药，同时这样的病人多数都是本虚标实，一定要加上像人参、黄芪等这样的补气药，补气以活血，补气以温通，补气以生血，在临床当中会起到非常好的效果，所以黄元御的黄芽汤、破瘀汤对我们现在临床治疗有非常大的启示作用。

供稿人：山东中医药大学　田思胜

齐鲁医学文化——钱乙的《小儿药证直诀》

　　齐鲁医学从古至今形成了一大系，今天我们谈一下钱乙的《小儿药证直诀》。钱乙是北宋著名的小儿科医生，山东东平人，因其在儿科方面贡献卓著，被尊称为"儿科鼻祖"。钱乙专一治疗小儿病四十余年，积累了丰富的临证经验，把握了小儿的生理病理特点，摸清了小儿病诊治的规律，一生救治危重病儿无数。他结合《内经》《伤寒杂病论》《神农本草经》等经典医著及诸家学说，把自己的经验和体会予以总结，写成了儿科专著——《小儿药证直诀》，奠定了中医儿科学基础。

　　他认为小儿是稚阴稚阳之体，在生理上脏腑非常的娇嫩，易寒易热、易虚易实。因此在治疗上钱乙非常注重小儿的调补，特别是小儿补脾胃，进而形成了一大系理论，如五脏的补泻方法。其中钱乙创立了补脾第一方——七味白术散，用人参、白术、茯苓、甘草四君子汤来补气健脾。另外还用藿香、木香、葛根来理气化湿、通达太阳。七味白术散在小儿当中非常常用。在临床当中，对于小儿的治疗，首先要补气健脾，用人参、白术、茯苓。其次我们还最常用消食的药，像鸡内金、神曲、麦芽，另外再加上一些理气的药，像木香和陈皮等。这些药对于小儿脾胃虚弱，效果非常好。另外小儿如果是脾胃虚，气阴两虚，

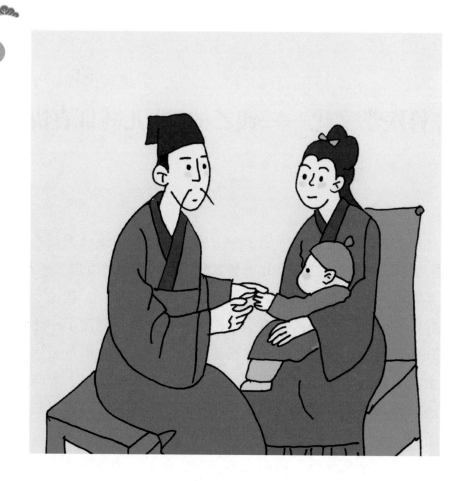

还容易出现多动。对于小儿的多动症，在补益脾气的基础之上，要加上像钩藤、蚕蜕、僵蚕这样的疏达肝气的药，效果非常好。

　　钱乙不仅创立了七味白术散这样的药方，同时钱乙还创立了地黄丸名方，也就是我们现在的六味地黄丸，用于治疗小儿的肾虚。小儿怎么还有肾虚呢？我们都知道成年人肾虚，小儿为什么有肾虚呢？在钱乙的《小儿药证直诀》中，地黄丸就用于治疗肾虚、小儿囟门不合等。由于小儿生长非常旺盛，阳气非常的旺盛，阳生阴长，阴精相对于阳气的生长相对不足而表现为肾虚，如出现小儿囟门不合、乳牙脱落较迟等。六味地黄丸是钱乙创立的一个名方，现在我们在临床当中非常的常用，熟地、山药、山萸肉，补肾补脾补肝，茯苓、泽泻、丹皮，泻脾泻肾泻肝，三补三泻，非常好的一个名方，所以钱乙和他的《小儿药证直诀》为我们后世留下了非常宝贵的医学财富。

供稿人：山东中医药大学　田思胜

齐鲁医学文化——王叔和

脉诊是中医学最有特色、最有代表性的诊法。脉诊的起源几乎与中医学的历史一样悠久，一般认为脉诊起源于齐派医学的始祖扁鹊。后来，随着脉诊理论和实践不断丰富，逐步发展成为相对独立的脉学，仓公淳于意、医圣张仲景、神医华佗等都做出了重要贡献。

今天我们谈一下王叔和和他的《脉经》。王叔和是魏晋时期著名医家，他是晋太医令，他的一生贡献非常大。主要有两大贡献，一个是他整理了《伤寒论》，二是他撰写的一部书——《脉经》，《脉经》是我国现存最早的一部脉学专著。

《伤寒论》我们大家都知道，这是医圣张仲景的伟大的著作。王叔和大约比张仲景晚30年，张仲景的《伤寒杂病论》到了王叔和这个时候基本上就流失了。但是经过王叔和的整理，我们现在才能看到医圣张仲景的《伤寒论》。王叔和的整理对于《伤寒论》的保存流传贡献巨大。同时他在《伤寒论》的基础之上，总结了古代的脉学，总结成24种脉象。

首先，他提出独取寸口的诊脉方法，在王叔和之前摸脉，是叫三部九候，也就是全身诊脉法。到了王叔和，他确立了独取寸口这样的一个方法。独取寸口，是把寸口分为寸关尺三部，那左寸关尺对应为心、肝、肾，右寸关尺，对应肺、脾、肾。同时他又把这三部脉浮中沉三取，浮取轻按，中取，沉取。浮中沉，寸关尺，肝脾肾，肺脾肾，这样结合起来就检查整个人体的脉象。

其次，他把这 24 种脉进行了一种规定和定义，例如弦脉，什么是弦脉？王叔和在他的《脉经》当中记载得非常清楚，叫端直而长，如按琴弦，就像琴的弦一样，脉气非常紧张。所以在临床当中，医生只要是摸到这种端直而长，如按琴弦这样的一种脉，就是弦脉。它就代表整个人体的脉气非常紧张，这种情况多是肝郁，肝气郁，女性就容易出现痛经、胸胁胀痛等。如果肝郁日久还可以出现肝郁化火，出现各种像结节，乳腺结节、甲状腺结节等一类的病症。例如滑脉，王叔和记载非常清楚，如盘走珠，非常的滑利。在临床当中，我们摸到这样的脉象，如果病人又比较胖，这种情况多是痰湿较盛。有的病人年龄偏

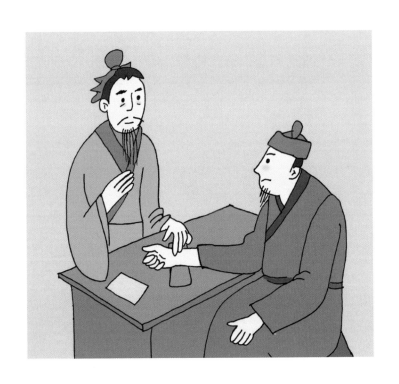

大又比较胖，再有这样的一些脉象，一般情况下，我们现在多认为是痰湿体质，容易得冠心病、中风等一类的病症。王叔和第三个重要的贡献，是将脉和病结合起来，例如浮脉，浮为在表，出现浮脉多是风热或者是风寒袭表，治疗多用疏风清热的药，例如金银花、连翘、淡竹叶这样的一些解表的药。

所以王叔和最大的贡献就是为我们保留下或者是整理了 24 种脉象，同时他提出了这种寸口诊脉法，把脉象和病症结合起来。我们现在在临床当中，中医治病还是运用这种切脉的方法，将 24 种脉象与病症进行结合，然后处方用药。

供稿人：山东中医药大学　田思胜